托育机构婴幼儿
伤害预防指导

TUOYU JIGOU YINGYOU'ER SHANGHAI YUFANG ZHIDAO

国家卫生健康委员会人口监测与家庭发展司
中国疾病预防控制中心慢性非传染性疾病预防控制中心　编

U0278519

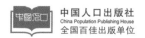

中国人口出版社
China Population Publishing House
全国百佳出版单位

图书在版编目（CIP）数据

托育机构婴幼儿伤害预防指导 / 国家卫生健康委员会人口监测与家庭发展司，中国疾病预防控制中心慢性非传染性疾病预防控制中心编. -- 北京：中国人口出版社，2022.8

ISBN 978-7-5101-8616-5

Ⅰ.①托…　Ⅱ.①国…②中…③中…　Ⅲ.①托儿所—婴幼儿—伤害—预防　Ⅳ.① R174

中国版本图书馆 CIP 数据核字（2022）第 119693 号

托育机构婴幼儿伤害预防指导
TUOYU JIGOU YINGYOU'ER SHANGHAI YUFANG ZHIDAO

国家卫生健康委员会人口监测与家庭发展司
中国疾病预防控制中心慢性非传染性疾病预防控制中心　编

责 任 编 辑	曾迎新	
插　　　图	杨 帆	
责 任 印 制	林 鑫　任伟英	
出 版 发 行	中国人口出版社	
印　　　刷	北京柏力行彩印有限公司	
开　　　本	880 毫米 ×1230 毫米　1/32	
印　　　张	4.25	
字　　　数	100 千字	
版　　　次	2022 年 8 月第 1 版	
印　　　次	2022 年 8 月第 1 次印刷	
书　　　号	ISBN 978-7-5101-8616-5	
定　　　价	36.00 元	

电 子 信 箱	rkcbs@126.com
总编室电话	（010）83519392
发行部电话	（010）83510481
传　　　真	（010）83538190
地　　　址	北京市西城区广安门南街 80 号中加大厦
邮 政 编 码	100054

编　委　会

前　言

　　伤害是与传染病、慢性非传染性疾病并列的三大类健康威胁之一，是儿童面临的重要健康问题。伤害给我国婴幼儿造成了非常沉重的疾病负担，是我国1~14岁儿童的首位死亡原因，也是婴幼儿就医、住院、致残的主要原因之一。窒息、溺水、道路交通伤害、跌倒伤、烧烫伤、中毒、动物伤、异物伤害等是婴幼儿人群常见的伤害类型。影响婴幼儿伤害发生的主要因素包括婴幼儿自身生理、认知和行为、照护者、物理环境、社会环境，伤害往往是这些因素共同作用的结果。有证据表明，通过采取科学的防控措施，伤害是可以预防的。

　　托育机构为3岁以下婴幼儿提供照护服务，预防婴幼儿伤害是其重要工作内容。我国政府历来重视儿童伤害预防工作，出台了多个国家级重要政策文件。《中国儿童发展纲要（2021—2030年）》首次将儿童安全作为独立的工作领域，从国家层面对预防儿童伤害做出了重要部署。《托育机构设置标准（试行）》《托育机构管理规范（试行）》《托育机构保育指导大纲（试行）》《托儿所幼儿园卫生保健工作规范》等针对托育机构设置和管理的政策文件，都明确将确保婴幼儿安全作为基本的工作原则和重要的工作内容。2021 年，国家卫生健康委办公厅印发《托育机构婴幼儿伤害预防指南（试行）》《托育机构负责人培训大纲（试行）》和《托育机构保育人员培训大纲（试行）》，首次出台了针对托育机构开展婴幼儿伤害预防工作的专项技术指导，并要求托育机构负责人和保育人员接受婴幼儿伤害预防能力培训。

为进一步促进托育机构婴幼儿伤害预防工作的开展，满足广大托育机构负责人和保育人员开展婴幼儿伤害预防工作的实际需求，国家卫生健康委人口家庭司、中国疾病预防控制中心慢性非传染性疾病预防控制中心根据《托育机构婴幼儿伤害预防指南（试行）》组织相关领域专家编写了这本《托育机构婴幼儿伤害预防指导》（以下简称《指导》）。

本《指导》的编写立足于国内外预防儿童伤害的科学证据和良好实践，主要内容包括伤害的流行病学特征、危险因素、预防措施、紧急处理等，重点围绕婴幼儿常见的窒息、跌倒伤、烧烫伤、溺水、中毒、异物伤害、道路交通伤害，从加强婴幼儿照护、改善环境安全、加强安全管理等方面提出保障婴幼儿安全的措施和方法。

本《指导》的读者主要是托育机构负责人、保育人员、保健人员等工作人员，婴幼儿家长、儿童伤害预防相关机构的工作人员也可参考阅读。由于编写时间仓促，《指导》中可能存在一些不足，恳请读者不吝赐教。

本书编委会

2022 年 8 月

目 录

一、婴幼儿伤害预防概述

（一）伤害严重影响婴幼儿健康

1. 什么是伤害

伤害是与传染病、慢性非传染性疾病并列的人类三大类健康威胁之一，是儿童面临的最重要健康问题。世界卫生组织对伤害的定义是：伤害是由于机械能、热量、电能、化学能，以及电离辐射等物质以超过机体耐受总程度的量或速率急性作用于机体所导致的。在某些情况下（例如溺水和冻伤）伤害是由于氧气或热能等生命所需基本物质的急性缺乏所导致的。常见的伤害类型包括窒息、道路交通伤害、跌倒伤、溺水、烧烫伤、中毒、动物伤等。

绝大多数的婴幼儿伤害属于非故意伤害。婴幼儿跌倒或从高处坠落，被热的食物或液体烫伤，不慎将小件物品吸入气道引起窒息，玩水时发生溺水，误服了药品或日用化学品造成中毒，因交通事故造成的损伤等伤害在生活中并不少见。这些伤害绝大多数不是他人或婴幼儿自身故意造成的，专业上将这类伤害称为非故意伤害。

2.伤害对婴幼儿健康的影响

伤害是我国 1~14 岁儿童的第一位死亡原因，给我国婴幼儿造成了沉重的疾病负担。2020 年全国死因监测系统数据显示，3 岁以下婴幼儿前三位伤害死因依次为溺水、道路交通伤害和跌倒伤；其中男童伤害粗死亡率大于女童；西部地区婴幼儿伤害粗死亡率最高，东部地区最低；农村地区伤害粗死亡率高于城市地区。

伤害也是婴幼儿致残、住院、就医的重要原因。2020 年全国伤害监测数据显示，我国 3 岁以下婴幼儿因伤害就诊的前三位原因依次为跌倒伤、钝器伤和动物伤，烧烫伤、中毒、窒息、锐器伤、溺水也很常见。70% 以上的 3 岁以下婴幼儿伤害发生在家中，受伤部位以头部和四肢为主；有些伤害造成骨折、脑震荡、残疾等后果。除到医疗机构就诊的伤害外，还有一定数量的轻度婴幼儿损伤未到医疗机构就诊。

发生在婴幼儿阶段的严重伤害对其健康的影响可能伴随一生。因伤害造成的失能、残疾等不仅直接影响了婴幼儿的生长发育和健康状况，还可能对其成年后的身心健康、生活质量、社交、就业等造成一定影响。

（二）影响婴幼儿伤害发生的主要因素

大多数婴幼儿伤害是多方面因素共同作用的结果。这些影响因素包括婴幼儿自身的生理、认知和行为因素，对婴幼儿的照护因素、物理环境因素、社会经济因素等。对于托育机构来说，预防婴幼儿伤害重点应关注以下三类影响因素：

1. 生长发育和行为因素

婴幼儿处于生命的最初阶段，生理和心理上还很不成熟。脆弱的生理系统、未发育成熟的身体功能，对危险的认知有限，由好奇心驱动的各种危险行为等都导致他们更容易发生伤害。6个月以内的婴儿，其自身活动和行为能力十分有限，危险行为相对较少。随着婴幼儿的成长，他们逐渐具备坐、爬、站、走、跑、跳等行为能力，同时也开始了对周围世界的探索。他们会把抓到的任何物品都放入口中，会因为对热的无所畏惧而接触热源，还可能因不知道从高处跌落能造成伤害而"勇敢地"爬上阳台、桌椅，这些都是导致婴幼儿伤害的重要原因。

2. 照护因素

婴幼儿的安全水平在很大程度上依赖于对他们的照护，年龄越小，依赖程度越高。照护者对婴幼儿的照护质量对于预防婴幼儿伤害起到关键作用。照护不足或缺失是导致婴幼儿伤害发生的重要危险因素，常见的低质量照护包括：让婴幼儿处在无人照护状态下；婴幼儿处在照护者视线范围之外；在照护婴幼儿的同时使用手机等电子产品，或同时从事其他工作或家务；与婴幼儿距离过远；将婴幼儿交由未成年人照护；照护者缺乏基本的急救常识和紧急处置技能；照护者因疾病、饮酒、年龄过大等原因不具备照护婴幼儿的能力等。

3. 环境因素

对婴幼儿而言，几乎不存在绝对安全的环境。环境中可能存在一些能直接导致婴幼儿伤害的危险因素，例如，婴幼儿活动区域内有温度较高的热水、暴露的电线、无护栏的水池、没有收纳好的刀具等，此类安全隐患相对明显，较易发现和清除。此外，大多数现实生活环境中的建筑、道路、设备设施、家具等是根据成年人体型和需求而设计的，但如果从婴幼儿视角看待这些环境因素，它们可能是不安全的。例如，对于婴幼儿而言，普通高度的桌椅已属于"高处"了；药物可能被误认为"糖果"；爬上几级台阶是项艰巨而危险的挑战。这些对成年人威胁不大的环境因素，对婴幼儿而言可能是导致伤害的重要原因。

4. 其他

婴幼儿照护者自身的不安全行为习惯，也可能会增加婴幼儿伤害发生的风险。例如，照护者不遵守交通规则，闯红灯、超速行驶等；照护者有吸烟习惯，造成火灾或烧烫伤。另外，日常用品、玩具存在质量问题或设计缺陷也可能会造成婴幼儿伤害。例如，婴幼儿使用的餐具或玩具因质量问题容易发生折断，并形成锐利、尖刺断面造成锐器伤等。最后，社会经济因素也对婴幼儿伤害的发生有所影响，例如，整个社会对婴幼儿伤害预防的重视程度、文化风俗、经济发展水平、家庭经济收入、医疗救助资源等。

（三）婴幼儿伤害的可预防性

1. 伤害可以预防控制

大多数伤害可以通过采取科学的策略或措施得到预防和控

制。国内外有大量的科学证据表明：伤害的发生有规律可循，针对影响伤害发生的因素进行干预，能有效预防伤害发生，或降低伤害造成损伤的严重程度。《世界预防儿童伤害报告》指出，如果在世界各地采用有效的伤害预防策略或措施，每天至少可以挽救 1000 名儿童的生命，很多良好实践也证明了儿童伤害的可预防性，例如"儿童不能飞翔"项目（见框 1）。

"儿童不能飞翔"项目

"儿童不能飞翔"项目是美国纽约卫生部门于 20 世纪 70 年代初，为了降低儿童从窗户跌落造成的高死亡和高损伤而推行的项目。该项目说服城市卫生局修改法律，令所有儿童居住的高层公寓的业主安装窗户护栏。这是第一部美国类似的法律。

该项目包括 3 个部分：

1. 一个主动申报系统。所有 15 岁以下儿童的跌落都必须由医院的急诊室和警察局上报。由公共卫生系统的护士到有儿童跌落发生的家庭进行家访。

2. 教育。对父母进行一对一的指导和宣教，告诉他们如何预防跌落。利用电台、电视台等媒体向大众宣传儿童从窗户跌落的伤害。这些活动与社区教育项目联合进行，同时在社区分发宣传材料。

3. 装置。在有幼儿居住的高危地区，如果需要护栏，该项目免费提供容易安装的窗户护栏。

该项目的实施，显著降低了纽约儿童从窗户跌落的发生率。特别是在该市布朗克斯区，其跌落发生的数量减少了50%。世界许多国家的城市自此开始效仿纽约的做法。这种干预不但挽救了生命，同时也证明：它减少了住院率和康复需求，降低了照顾受伤儿童或永久残疾儿童方面的花费。这是一种低成本高效益的干预形式。

（资料来源：《世界预防儿童伤害报告》）

2. 预防婴幼儿伤害的主要策略

国内外已有较成熟的伤害预防策略和理论，比如，伤害预防与控制的哈顿十项基本策略、伤害预防"5E"策略、三级预防策略等。这些策略阐述了预防伤害的主要维度和总体思路，为预防婴幼儿伤害提供了重要的理论依据。证据表明，成年人有效的照护、提升环境的安全性、建立和落实儿童安全相关法律法规、开展预防伤害的健康教育和能力建设、设计和使用安全产品、实施科学评估等策略是预防儿童伤害的重要策略。根据这些策略，积极采取相应预防措施，儿童伤害的发生及其造成的疾病负担可以大幅减少。

（1）制定、落实预防婴幼儿伤害的管理制度

开展婴幼儿伤害预防控制应是托育机构常规工作的一个重要内容，不应是临时的、一次性的运动式活动。各项伤害预防策略和措施只有被固定为托育机构的日常管理工作，并纳入工作考评体系，才能更好地促进婴幼儿伤害预防措施的落实，进而更好地为婴幼儿提供安全保障。托育机构的伤害预防管理制度应融入机构对托育服务、人员、资产、环境、后勤服务等管

理中去，使机构所有部门都参与其中。

（2）加强对婴幼儿的照护

加强托育机构工作人员对婴幼儿的照护是降低婴幼儿伤害风险至关重要的措施。工作人员应遵守"近距离、不间断、不分心"等预防婴幼儿伤害的基本照护原则（见框2）。

框2

预防婴幼儿伤害的基本照护原则

托育机构应做到：

- 根据婴幼儿年龄和数量配备足够的照护人员。

- 对包括保育人员、保健人员、保安人员在内的所有托育机构工作人员进行岗前和定期的伤害预防培训。

- 建立与家长无缝交接婴幼儿的工作规范，确保婴幼儿始终处于成年人照护下。

- 制定和严格落实各项安全管理制度。

照护婴幼儿时应做到：

- 近距离照护婴幼儿。照护婴幼儿时与其保持较近距离，遇到危险时能及时保护婴幼儿。

- 对婴幼儿照护不能间断。照护者要始终可以看到婴幼儿和听到婴幼儿声音，一刻不能离开，不能让婴幼儿处于没有成年人照护的状态下。

- 照护婴幼儿时不分心。照护婴幼儿时不使用手机、聊天、看电视等。

- 多名照护者同时照护婴幼儿时，应明确具体照护人和照护职责。

- 不让未成年人照护婴幼儿。
- 交接班时,婴幼儿从一个地点到另一个地点时要及时清点人数。
- 不在患病、身体不适、饮酒和服用某些药物(如安眠药)的情况下照护婴幼儿。

(3)提升环境安全水平

去除婴幼儿生活环境中的危险因素,可降低婴幼儿伤害的风险。婴幼儿伤害可以发生在任何时间、任何地点,因此,托育机构改善环境安全不能仅限于婴幼儿经常活动的区域,去除环境危险因素不应有"死角"。托育机构常见的环境危险因素包括:建筑物、设备设施、家具等本身存在安全隐患;家具、设备摆放或安装不安全;缺乏必要的保护措施等。环境改善属于被动干预,其发挥预防婴幼儿伤害的作用基本不依赖于人的行为,往往能带来较好的干预效果。

(4)开展伤害预防能力建设和宣传教育

提升伤害预防的基本知识和技能是预防婴幼儿伤害的基础性工作。开展伤害预防能力建设和宣传教育是预防婴幼儿伤害的基础性策略。对托育机构而言,提升伤害预防能力是对婴幼儿照护服务提供者的基本要求。对工作人员开展的伤害预防能力建设应以预防伤害发生(一级预防)为重点,系统地开展婴幼儿伤害预防控制基本知识和技能培训。此外,要注重根据婴幼儿的认知能力对其进行安全教育,兼顾对家长开展预防伤害的宣传。

此外,托育机构的工作人员应掌握一定的急救技能,特别要掌握婴幼儿常见损伤的急救处置知识和技能，及时、科学的紧急救助对减轻损伤的严重程度有重要影响。急救知识技能的培训应覆盖托育机构的所有工作人员。此外，托育机构应制定并落实应对常见伤害事件的应急处置工作预案，明确工作职责、工作流程；储备基本的急救物资，并定期检查、更新。

（5）使用安全产品

首先，托育机构应从正规渠道购买经过质量认证的玩具、工具、家具、材料等，避免因产品本身质量问题造成婴幼儿伤害。其次，托育机构可根据自身条件和需要，使用具有促进安全功能的产品，补充在婴幼儿照护和环境改善方面的不足，以达到降低婴幼儿伤害发生风险和伤害严重程度的目的。例如，使用防护角包裹家具尖角，给抽屉、柜子安装儿童安全锁等。

（四）预防婴幼儿伤害是提供托育服务的基本要求

伤害对婴幼儿身心健康造成的影响可能伴随终身，严重影响其生活质量。每一个婴幼儿安全、健康地成长，对个人健康、家庭幸福、社会可持续发展都具有重要的意义。随着我国社会经济发展，在伤害预防相关部门的长期努力下，伤害给我国儿童造成的疾病负担有所下降。然而，我国儿童伤害疾病负担水平与发达国家仍有一定差距，伤害仍是现阶段我国儿童面临的主要健康威胁。为预防儿童伤害，在《"健康中国2030"规划纲要》《中国儿童发展纲要（2021—2030年）》都明确提出了预防控制儿童伤害、降低儿童伤害疾病负担的目标。

为规范和促进托育机构发展，相关部门出台了《托育机构设置标准（试行）》《托育机构管理规范（试行）》《托育机构保育指导大纲（试行）》等多个文件，都明确将确保婴幼儿安全作为基本的工作原则和重要工作内容。《托儿所幼儿园卫生保健工作规范》对托儿所幼儿园如何开展伤害预防提出了基本的工作内容与要求（见框3）。

框3

《托儿所幼儿园卫生保健工作规范》中
伤害预防工作内容与要求

1.托幼机构的各项活动应当以儿童安全为前提，建立定期全园（所）安全排查制度，落实预防儿童伤害的各项措施。

2.托幼机构的房屋、场地、家具、玩教具、生活设施等应当符合国家相关安全标准和规定。

3.托幼机构应当建立重大自然灾害、食物中毒、踩踏、火灾、暴力等突发事件的应急预案，如果发生重大伤害时应当立即采取有效措施，并及时向上级有关部门报告。

4.托幼机构应当加强对工作人员、儿童及监护人的安全教育和突发事件应急处理能力的培训，定期进行安全演练，普及安全知识，提高自我保护和自救的能力。

5.保教人员应当定期接受预防儿童伤害相关知识和急救技能的培训，做好儿童安全工作，消除安全隐患，预防跌落、溺水、交通事故、烧（烫）伤、中毒、动物致伤等伤害的发生。

（资料来源：《托儿所幼儿园卫生保健工作规范》）

二、婴幼儿窒息预防

（一）概述

1. 基本概念

窒息是指呼吸道内部或外部障碍引起血液缺氧的状态。本部分的婴幼儿窒息不包括新生儿出生时由于缺血缺氧引起的新生儿出生窒息和病理性窒息。婴幼儿因溺水、中毒等原因也可造成窒息，其预防会在相应章节中阐述。本部分重点关注机械性窒息的预防。

机械性窒息是因遮挡物罩住口鼻、绳带勒颈，小件物品或食物阻塞气道，或因封闭环境缺氧所致。机械性窒息可发生在各个年龄段，0~1岁婴幼儿是机械性窒息预防的重点人群。婴幼儿在床上被被褥、枕头、衣物、照护者的身体等罩住口鼻，食物、玩具零件、小件物品等进入气道，被窗帘绳、衣物上的拉带等勒住颈部，被塑料袋套在头部等均可造成窒息。

2. 发生特点

窒息是婴幼儿因伤害死亡的主要原因之一，特别是1岁以下的婴儿。2020年全国伤害监测系统数据显示，0岁组、1岁组、2 岁组和 3 岁组婴幼儿因窒息到医疗机构就诊病例分别占各自年龄组全部因伤害就诊病例的 1.1%、0.8%、1.2% 和 1.1%。3 岁以下婴幼儿因窒息到门（急）诊就诊病例中，男童与女童数量近似，96.2% 发生在家中，发生时多在进行饮食、游戏活动。常见导致婴幼儿窒息的物品包括小块食物（坚果、葡萄粒、果冻等）、儿童玩具或玩具的小部件（玩具零件、彩泥、珠子、气球等）、日常生活用品（电池、纽扣、笔帽等）等。

窒息的发生过程短暂，后果严重。窒息几乎可在婴幼儿的任何活动过程中发生，有些婴幼儿阶段的窒息甚至发生在睡觉过程中。窒息发生时，有时婴幼儿无法求救，甚至不会发出太大声音；有时婴幼儿只是咳嗽，无法告诉别人发生了什么。一旦婴幼儿气道被完全阻塞，几分钟之内就可能导致死亡。气道部分阻塞可导致缺氧，影响婴幼儿大脑等器官发育并对其功能产生较大影响。

（二）危险因素

1. 生长发育相关因素

（1）运动和行为相关因素

婴儿自出生 6 个月开始有伸手取物的精细运动技能，婴幼儿喜欢用口来探索世界，可以把任何小物品放进嘴里。婴幼儿活泼好动，喜欢模仿，缺乏防范和自我保护意识。进食时玩闹、大笑、大哭、用力吸果冻等行为均易导致异物进入气道；玩耍时被外物绞勒颈部，胸廓受压，误入狭小缺氧空间，吸入烟雾等均可引起窒息的发生。

（2）呼吸、消化和神经系统发育相关因素

婴幼儿的上气道短且狭窄，异物吸入、烟雾刺激后导致的水肿等更易引起上呼吸道梗阻而窒息。婴幼儿的乳牙2岁半左右出齐，没有磨牙，咀嚼食物不充分，也容易发生异物吸入。婴幼儿食管下端括约肌发育不成熟、食道角较大，神经肌肉协调功能差，易发生胃食道反流。尤其是早产儿、小婴儿食物反流还可能引起喉痉挛，最终导致窒息。

（3）基础疾病

婴幼儿如患有脑损伤、脑瘫、气道畸形、腭裂等疾病可能会出现吞咽障碍，从而引发异物吸入性窒息。

2. 照护不足

婴幼儿窒息的发生与对其照护行为密切相关。照护不足会大大增加婴幼儿窒息发生的风险，错误的照护方法甚至是造成婴幼儿窒息的直接原因。除未遵守预防婴幼儿伤害的基本照护原则（见第一部分框2）外，常见的照护相关危险因素如下：

（1）未及时纠正婴幼儿睡眠时的俯卧位姿势。

（2）给婴幼儿盖被时，被子罩住了婴幼儿口鼻部。

（3）给婴幼儿使用过于松软的枕头，婴幼儿被枕头盖住口鼻部。

（4）床上有细绳、塑料袋、有绳带的玩具等。

（5）照护者的手、胳膊等部位压在婴幼儿口鼻或身体上。

（6）为给婴幼儿保暖，过度包裹而盖住了婴幼儿的口鼻。

（7）喂婴幼儿果冻、坚果、糖果、葡萄粒等小块易造成窒息的食物。

（8）未及时发现和处理婴幼儿溢奶，造成婴幼儿将奶水吸入气管。

（9）未及时制止婴幼儿进食过程中说话、跑、跳、哭、笑、打闹等可能引起窒息的行为。

（10）将婴幼儿单独留在密闭环境中。

3. 环境危险因素

常见的环境危险因素如下：

（1）婴幼儿睡觉的环境中有衣物、被褥、软枕、靠垫、毛绒玩具等可能盖住婴幼儿口鼻部的物品。

（2）环境中有婴幼儿可接触到的绳子、窗帘绳、电线、围巾、纱幔等可能绕颈的物品。

（3）环境中有塑料袋。

（4）环境中有婴幼儿可接触到的坚果、葡萄粒、果冻、糖果等小块食物。

（5）环境中有纽扣、玩具零件、笔帽、电池、药片等小件物品。

（6）环境中有冰柜、冰箱、密封性好的柜子或储物箱、储藏室、汽车等婴幼儿可进入的密闭空间。

（7）家具部件、游乐设施设置、栏杆、家具之间有可能卡住婴幼儿的间隙。

（8）有未封闭隔离的机井、菜窖、储粪池、人防通道等密闭或半密闭空间。

4. 使用不安全产品

产品本身的设计缺陷或质量问题可能是造成婴幼儿窒息的因素。

（1）玩具、日常用品体积较小，或零部件易脱落，可能被婴幼儿放入口中导致窒息。

（2）婴幼儿服装、被褥、蚊帐、玩具中的绳带部分过长，可能缠绕婴幼儿颈部。

（3）儿童床、儿童椅、童车等部件间缝隙或产品结构设计不合理，婴幼儿可能卡在缝隙间，造成悬吊。

（4）护栏栏杆间距不合理可能卡住婴幼儿头颈部，引起悬吊。

（5）婴幼儿游乐设施存在可能卡住婴幼儿头颈部的结构。

（三）预防指导

1. 安全管理

预防窒息是托育机构安全管理的重要内容。在严格执行《托儿所幼儿园卫生保健工作规范》《托育机构管理规范（试行）》等相关规范的基础上，托育机构应制定和落实预防婴幼儿窒息的管理细则，主要包括：婴幼儿生活环境和游乐设施导致窒息风险的定期排查和清除；婴幼儿睡眠、喂养照护与管理；婴幼儿服饰、玩具安全管理；工作人员识别、处理婴幼儿窒息的安全教育和急救技能培训。

2. 加强照护

遵循预防婴幼儿伤害的基本照护原则（见第一部分框2），并注意在照护过程中做到：

（1）婴幼儿入园时，检查婴幼儿是否穿着携带可能引起窒息的物品或食物。

（2）婴幼儿睡眠时，必须有工作人员照护。发现婴幼儿以俯卧姿势睡觉时，应将其改为仰卧位或侧卧位；发现衣物、被褥、枕头等遮盖婴幼儿口鼻时，应及时调整。

（3）婴幼儿喂奶后或进食后应观察有无因呛奶、食物造成的窒息。

（4）谨慎喂食坚果、果冻等易引起窒息的食品，确需添加时，需碾碎后食用。

（5）培养婴幼儿安静进食的习惯，避免在进食过程中有跑、跳、哭、笑、打闹等行为。

（6）除进食时间外，发现婴幼儿口内有东西时，及时排查并去除存在的窒息风险。

（7）给婴幼儿保暖时不过度包裹，给婴幼儿盖被时注意被褥、衣物不要遮盖口鼻。

（8）婴幼儿在游乐设施上玩时，应加强照护，避免因衣服绳带、拉绳、网格、挂钩等造成窒息。

3. 改善环境

（1）将绳带、塑料袋、小块食物、小件物品等可造成婴幼儿绕颈或窒息的物品放在婴幼儿接触不到的位置。

（2）确定婴幼儿头颈部周围没有带绳带的奶嘴、玩具，不直接将它们夹在婴幼儿衣服上。

（3）婴幼儿睡床上没有任何拉绳、塑料袋、柔软的靠垫、玩具等。

（4）排除护栏、家具、游乐设施中可能卡住婴幼儿头颈部的安全隐患。

（5）使用玩具、儿童用品等前后，检查有无零件、装饰物、扣子等破损、脱落或丢失。

（6）所有大型的橱柜需设置安全锁扣，有通气孔。

（7）在橱柜、工具房等密闭空间设置防护设施，防止婴幼儿进入。

4. 安全教育

（1）工作人员教育

教育内容应包括婴幼儿窒息原因和发生特点、预防窒息的具体照护要求、婴幼儿睡床与睡眠安全要求、婴幼儿喂奶时窒息预防、婴幼儿服饰上拉绳和环境中拉绳的潜在危险、玩具和游乐设施的安全要求、婴幼儿窒息的识别和急救技能、窒息事件发生后的报告程序等。定期对工作人员开展婴幼儿窒息预防的技能培训。

（2）幼儿教育

对年龄较大，具备一定学习能力的幼儿，根据其认知能力水平进行窒息预防教育。教育内容可包括：了解窒息的危害，识别引起窒息的危险环境和物品，不将物品放入口中，遵守进餐纪律，进食时不打闹、不哭笑、不走动，窒息发生时的求救方法，他人发生窒息的报告方法等。

（3）家长教育

教育家长预防婴幼儿窒息的内容与对托育机构工作人员教育内容类似。托育机构可通过家长会、家长联系手册、与家长日常沟通网络平台等渠道进行预防婴幼儿窒息的宣传教育。同时，让家长了解托育机构预防婴幼儿窒息的工作制度，已开展的工作等，以争取家长对托育机构安全工作的配合。

5.使用安全产品

安全产品在预防婴幼儿窒息的工作中发挥着一定的作用。购买使用产品前应认真阅读产品说明中的安全提示。使用安全产品将婴幼儿与可能造成窒息的物品、环境隔离，将有助于预防婴幼儿窒息的发生。托育机构工作人员可选择和使用一些安全保护，以加强预防婴幼儿窒息的工作。

（1）使用儿童安全锁、带锁的储物箱（盒）等保存小件物品或食物。

（2）使用有通气孔的大型橱柜。

（3）对工具房等密闭空间，使用对幼儿安全的自动关闭门。

（四）案例分析

2岁6个月大的轩轩在某托育机构午睡后进食点心，当天的餐点包括饼干等食物。在与小伙伴边说笑边快速进食的过程中，轩轩突然出现不自主地持续咀嚼、吞咽，咳不出声且呼吸费力。很快，轩轩面色青紫、倒地。

保育人员发现了轩轩的异常，迅速拍打其后背，清理轩轩口腔内残存的食物，但轩轩的症状仍未见缓解。工作人员随即拨打120，救护人员15分钟后到达现场，发现轩轩此时已无意识，心跳呼吸骤停，立即给予紧急救治。

1.原因分析

（1）进食习惯不良。进食时不要说话、呼喊、玩、跑、哭、笑，要充分咀嚼食物。案例中的轩轩边吃东西，边说话，且快速咀嚼，可能导致咀嚼不充分的饼干呛入气管，从而引起窒息。

（2）照护不足。保育人员在分餐的过程中，轩轩身边没有工作人员照看，没能及时制止轩轩在进食时说笑，也未能在第一时间发现轩轩窒息。

（3）现场处置不足。发现轩轩倒地后，怀疑食物堵塞气道，应立即评估意识反应、呼吸，启动应急系统。如有意识反应和呼吸，应立即采用腹部冲击法（海氏冲击法）帮助轩轩排出异物。案例中保育人员仅拍背、清理口腔，未能帮助轩轩排出异物；轩轩出现无意识反应、无呼吸时，保育人员未能及时实施心肺复苏。

2. 预防建议

（1）建立并严格执行对婴幼儿的照护制度，婴幼儿进食时应有工作人员照护。

（2）通过动画片、图片、童谣等形式，帮助婴幼儿了解并培养良好的饮食习惯和饮食礼仪。

（3）加强对托育机构工作人员识别和处理婴幼儿窒息、基础心肺复苏技术等急救技能的培训。

三、婴幼儿跌倒伤预防

（一）概述

1.基本概念

跌倒是生活中最常见的一类伤害。世界卫生组织将跌倒定义为一个人倒在地面、地板或其他较低平面上的非故意事件。

（1）跌倒的分类

跌倒既可以发生在同一平面，例如，日常生活中发生的滑倒、绊倒，婴幼儿学习走路时的摔倒多数属于此类情况；也可以是从一个平面跌落到另一个相对较低的平面，例如，婴幼儿从床、椅等家具上跌落到地板，幼儿从阳台坠楼，从楼梯上跌落等。专业上使用的"跌倒"一词包括了上述两种情况。

（2）跌倒和跌倒伤

不是每次跌倒都会造成损伤，研究显示多数跌倒不会造成损伤，或仅造成轻微的损伤；但也有一部分跌倒可造成出血、骨折、残疾，有时甚至是死亡。婴幼儿在学习爬、站、走、跑、跳等动作过程中几乎100%会发生跌倒，完全预防婴幼儿跌倒的发生显然是一个不可能实现的目标。因此，在实际工作中，婴幼儿跌倒预防的目标是降低跌倒伤的发生。目前，国内外专业领域广泛使用"跌倒"一词指代跌倒伤害、跌倒伤、跌落伤、坠落伤。

（3）预防婴幼儿跌倒伤发生，应关注每一次跌倒事件

从预防跌倒发生的角度看，不能忽略那些没有造成损伤的跌倒事件，其原因是影响婴幼儿跌倒伤的因素与影响婴幼儿跌倒的因素几乎是重叠的。这些影响因素包括生理、行为、环境、照护等几个方面。此外，一次未造成损伤的跌倒发生后，如果没有分析其发生的原因，没有去除导致其发生的危险因素，婴幼儿再次发生跌倒或跌倒伤的风险依然存在。

2. 发生特点

跌倒伤是婴幼儿最常见的伤害类型，几乎可发生在婴幼儿的任何活动过程中，其发生过程短，往往只有几秒钟时间。根据 2020 年全国伤害监测系统提供的数据显示，0 岁组、1 岁组、2 岁组和 3 岁组婴幼儿跌倒伤到医疗机构就诊病例占各自年龄组全部因伤害就诊病例的比例分别为 62.6%、56.1%、55.7% 和 52.2%，是各年龄段婴幼儿因伤害就诊的首位原因。0~3 岁婴幼儿跌倒病例中，男童数量多于女童，72.4% 发生在家中，以头部和上肢受伤为主。

婴幼儿跌倒后损伤的严重程度与跌倒发生的高度、人体接触地面的身体部位、地面材料的缓冲能力、活动时是否使用护具等因素有关。一般情况下，跌倒高度差越大，地面材质越坚硬，未使用护具，跌倒的后果会较严重；跌倒时头部、脊柱等部位着地可能造成头外伤、脑震荡、面部损伤、脊柱损伤等较严重的伤害。

（二）危险因素

1. 生长发育和行为因素

婴幼儿是儿童生长发育最快的时期，随着年龄增长，婴幼儿逐渐会翻身、坐、爬、立、走、跳等动作，活动能力和范围逐渐增大。但其神经系统和骨骼肌肉发育还不完善；头部发育早，2 岁时头围可达成人的 50%，与躯体相比，头部相对大且重心不稳；因此，动作的协调稳定性差，容易跌倒受伤。婴幼儿颈椎支点解剖学位置较成人位置高，颈部肌肉组织较薄弱，韧带较松弛，导致颈椎活动度较大但不稳定，因而较容易引起高位颈椎损伤。婴幼儿对危险的回避反应迟钝，四肢难以有效地保护头面部，一旦面临跌倒的危险，往往不会有效利用四肢进行自我保护或躲闪，头面部受伤较四肢受伤更多见。

婴幼儿活泼好动、喜欢模仿、对外界充满好奇，但缺乏对高处跌落风险的认识。研究表明，男童比女童更容易发生跌倒伤。

2. 照护不足

照护不足或缺失对婴幼儿是否发生跌倒有重要影响。除未遵守预防婴幼儿伤害的基本照护原则（见第一部分框 2）外，常见的照护相关危险因素如下。

（1）在婴幼儿可能发生坠落的桌、床、台面上给婴幼儿换纸尿裤、衣物。

（2）纸尿裤、衣物存放在较远区域，照护者因取纸尿裤或衣物而暂时离开婴幼儿。

（3）婴幼儿出现从桌椅、窗台、游乐设施等"高处"跳下、爬高等危险行为时，照护者未及时制止和教育。

（4）允许婴幼儿在不适合其身体和行为能力的游乐设施上玩耍。

（5）让婴幼儿抬、拿、搬运过大或过重的物品。

3. 环境危险因素

环境中存在不适合婴幼儿行为能力的建筑结构、家具、游乐设施时，婴幼儿跌倒的风险会有所增加。由于跌倒发生的高度差越大，跌倒的后果往往越严重，因此，要特别关注那些对婴幼儿而言高度差较大的环境因素。

（1）地面湿滑、凹凸不平或有障碍物。

（2）婴幼儿卫生间、浴室未铺设防滑垫，未安装适合婴幼儿体型的扶手；马桶过大、过高不适合婴幼儿体型。

（3）台阶、楼梯、走廊等建筑结构不符合婴幼儿的体型特征和行为能力，或是没有安装安全门、护栏、扶手等。

（4）婴幼儿生活和活动场所、楼道、楼梯间采光照明不足。

（5）桌椅、儿童床、游乐设施的高度过高。

（6）婴幼儿换衣台、儿童床、儿童车、儿童椅等没有护栏、护板、安全带等预防婴幼儿跌落的装置。

（7）桌椅等家具摆放不合理，婴幼儿可自行攀爬至高处。

（8）窗户没有安装护栏或窗户锁。

（9）使用婴幼儿可能攀爬的横式、大网格或带花纹装饰的护栏或护网。

（10）梯子摆放在了婴幼儿可接触、可攀爬的地方。

（11）婴幼儿游乐设施出现损毁、破损、不稳固。

（12）婴幼儿活动场地、游乐设施附近地面没有使用能起到缓冲作用的材质（如塑胶、沙土、防护地垫等）。

（13）环境中存在尖锐物品、锋利锐角、易碎家具或装饰物品。

4. 使用不安全的产品

托育机构使用的婴幼儿相关产品质量不合格、产品维护不到位，或者产品在设计上缺乏对婴幼儿安全性的考虑等都可能与婴幼儿跌倒发生有关。

（1）不安全的儿童床：儿童床设计存在缺陷，婴幼儿在其中活动时容易翻倒。较高的儿童床未安装护栏；护栏高度较低、有横式或花纹栏杆使婴幼儿容易翻越；护栏栏杆间距过大，婴幼儿可从栏杆间隙中掉落。婴儿床床板较薄、不坚固，婴幼儿在床上蹦跳时可导致床板破损造成伤害。儿童床上摆放可供婴幼儿攀爬和翻越护栏的衣物、被褥、玩具等物品。

（2）不安全的游乐设施：蹦床、滑梯、秋千、攀爬器械等不牢固、不稳定；缺乏护栏、挡板，或护栏挡板较低、间距较大，有横式或花纹栏杆使婴幼儿容易翻越；缺乏安全保护装置等。

（3）不安全的童车：童车设计存在缺陷，婴幼儿在使用时，容易翻倒。童车没有安全带等儿童约束装置。供低龄幼儿使用的童车没有防止婴幼儿跌落的保护装置（如挡板）。

（4）不安全的儿童椅：儿童座椅设计存在缺陷，使用时容易翻倒。儿童座椅没有安全带等儿童约束装置。

（5）使用儿童学步车：婴幼儿使用儿童学步车，在使用过程中因控制不好学步车使其翻覆。幼儿使用学步车还会扩大其活动范围，导致其更易接触不安全的环境风险。

（6）不安全的鞋：鞋底不防滑、鞋跟高、大小不合适等。

（三）预防指导

1. 安全管理

托育机构应将婴幼儿跌倒伤预防作为日常安全管理必要内容。在严格执行《托儿所幼儿园卫生保健工作规范》《托育机构管理规范（试行）》《托儿所、幼儿园建筑设计规范（2019 年版）》等相关规范的基础上，制定和落实预防婴幼儿跌倒伤的管理细则，主要内容应包括：婴幼儿生活环境和游乐设施跌倒伤风险的定期排查和清除；婴幼儿玩耍娱乐、上下楼、睡眠等活动的安全照护与管理；婴幼儿服饰、玩具安全管理；工作人员预防婴幼儿跌倒伤的安全教育和技能培训。

2. 加强照护

除遵循预防婴幼儿伤害的基本照护原则（见第一部分框 2）外，婴幼儿照护者还应注意做到：

（1）与家长沟通，为婴幼儿选择适宜活动的鞋、衣服等。

（2）为婴幼儿换尿布、衣物时，应专心照护，始终与其保持近距离，中途不能离开。

（3）婴幼儿在使用游乐设施的过程中或上下楼梯时，应加强照护，与其保持较近距离并确保婴幼儿在视线范围内。

（4）婴幼儿玩耍活动前，要对周围的环境、设备设施进行安全性检查。

（5）及时制止和教育婴幼儿从高处跳下、爬高等危险行为。

3. 改善环境

（1）新建、改建、扩建托育机构时，严格按照《托儿所、幼儿园建筑设计规范（2019年版）》《托育机构设置标准（试行）》和《托育机构管理规范（试行）》等相关条例建设。

（2）地面应平整、防滑、无障碍、无尖锐突出物，并宜采用软质地坪；清除可能绊倒婴幼儿的家具、电线、玩具等物品。

（3）确保机构内各区域有充足的采光、照明。

（4）给窗户安装栏杆或窗户锁，护栏或窗户打开间隙应保证婴幼儿不能从中穿出。在窗户、阳台等周围不摆放可攀爬的家具或设施。

（5）台阶高度适合幼儿，有适合幼儿的扶手，有门栏，并定期检查台阶是否平整。

（6）外廊、室内回廊、内天井、阳台、平台、看台、室外楼梯等设置防护栏；防护栏杆高度从可踏部位顶面算起，净高大于1.30米；护栏不使用横式、大网格、带花纹等幼儿可攀登后穿过的构造；栏杆杆件间净距离小于9厘米。

（7）楼梯处如安装有楼梯门，应确保婴幼儿不能打开；楼梯井净宽度大于0.11米的，采取防止婴幼儿攀滑的措施；楼梯栏杆使用不易攀爬的构造，栏杆杆件间净距离小于9厘米。

（8）墙角、窗台、暖气罩、窗口竖边等阳角处应做成圆角，家具选择圆角或使用保护垫。

（9）婴幼儿床有护栏。

（10）坐便器高度适合幼儿身高。

（11）规范安装游乐设施，并定期检查其安全性；设备周围地面使用软质材料铺装。

4. 安全教育

（1）工作人员教育

认识婴幼儿跌倒伤的严重性、主要原因和风险。了解并掌握照护服务、环境管理、紧急处置相关制度、工作要求和知识技能。如怀抱婴幼儿的安全要求，给婴幼儿换尿布的操作要求，幼儿在盥洗室、上下楼、活动时的照护要求等。定期对工作人员开展预防婴幼儿跌倒伤的技能培训。

（2）幼儿教育

在对幼儿的安全教育课程中应包括跌倒伤预防内容，在日常生活中随时对幼儿进行跌倒伤预防教育，帮助幼儿识别跌倒风险，培养安全行为习惯。利用实际发生的跌倒案例，进行健康教育。教育的内容可包括：让幼儿知道从"高处"跌落的危险，地面湿滑的风险，上下楼时减速慢行的重要性等。教育幼儿不攀爬窗台，上下楼梯与台阶时注意安全。教育幼儿在集体走路、游戏、运动等活动时，要按次序，守纪律、不挤推其他小朋友。发现自己或他人受伤后要尽早报告。

（3）家长教育

托育机构可通过家长会、家长联系手册、网络平台等渠道进行预防婴幼儿跌倒伤的宣传教育。宣传教育内容可包括婴幼儿跌倒的严重性、常见原因和基本预防方法。让家长了解托育机构婴幼儿跌倒伤预防工作的规章制度，已开展的工作等，争取家长对托育机构安全工作的配合。

5. 使用安全产品

安全产品在降低婴幼儿的跌倒伤发生风险中发挥着重要的

作用。从正规渠道选购适龄的婴幼儿家具、玩具、用品、游乐设施，确保其正确安装和使用，定期检查其损毁情况等是预防婴幼儿跌倒伤的基本要求。购买使用产品前应认真阅读产品说明中的安全提示。

（1）使用窗户护栏、窗户锁，防止婴幼儿从窗户跌落。

（2）使用抽屉安全锁，防止婴幼儿自行打开抽屉攀爬或拉拽。

（3）使用楼道与台阶防护门栏，防止婴幼儿独自进入楼梯、台阶等跌倒易发区域。

（4）使用防滑垫、防滑材质的地板、防滑涂料等防止地面湿滑。

（5）在卫生间、淋浴间等地面容易湿滑区域安装扶手。

（6）使用保护角、保护垫包裹家具、建筑、游乐设施的尖锐、坚硬部分。

（7）不建议使用儿童学步车。

（四）案例分析

某天上午九点左右，2岁9个月大的男孩明明身体不舒服。保育人员为了让明明更好地休息，没让他下楼做早操，而是留在二层的活动室里休息，并请另一名保育人员照看。其间保育人员离开活动室取扫把，留明明一个人在活动室里搭积木。听到窗外热闹的声音，明明很好奇，想看看做早操的小伙伴。由于明明身材矮小，看不见操场的情况，他就拖来小凳子，踩着小凳子爬上了桌子，然后，他站在了窗台上朝外看。窗户的护栏高度刚到明明的腰部，突然，明明身体一晃，身体一下子失去平衡，人向窗外摔了出去，重重地落在地上。

保育人员发现后，马上拨打 120 急救电话。随后，明明被送往医院。经诊断，明明颅骨多发性骨折、脑挫裂伤、颅内出血。在重症监护病房经过半个多月的救治，明明的命是保住了，但却留下了永久的后遗症。

1. 原因分析

（1）照护缺失。保育人员离开活动室取物期间，明明处在无人照护的状态。

（2）环境存在安全隐患。窗户防护栏高度较低。

（3）生长发育因素。2 岁 9 个月幼儿头颅的发育超前于躯体，头部比例大，重心偏高，平衡能力差，容易失去平衡而跌倒。明明好奇心强，缺乏安全意识，做出了爬上桌子、站在窗台上的危险动作。

2. 预防建议

（1）加强照护，照护婴幼儿应遵循不间断、近距离的原则。保证婴幼儿始终处于成年人的照护下。

（2）增加窗户护栏高度，保证婴幼儿不能翻越，保证婴幼儿身体不能从栏杆间隙伸出。

（3）托育机构的窗户可安装安全窗户锁等防护装置，确保通风的同时防止婴幼儿坠落。

四、婴幼儿烧烫伤预防

（一）概述

1.基本概念

（1）烧烫伤的定义

烧伤是指由热液、火焰、高温物体、蒸汽、电、化学物质等引起的皮肤或其他组织损害。烫伤是由热液、蒸汽等所引起的组织损伤，是烧伤的一种。

（2）烧烫伤的分类

烧烫伤有多种分类方法，其中，根据烧烫伤的发生机制和严重程度分类是两种常见的分类方法。

1）根据发生原因或机制，烧烫伤可分为热灼伤和吸入性烧烫伤两类。①热灼伤是指发生在皮肤的烧烫伤，表现为烫伤、接触烧伤、火焰伤、化学烧伤、电烧伤等。②吸入性烧烫伤是因吸入过热气体、蒸汽、热液或不完全燃烧产生的有毒物质导致的烧烫伤，是火灾导致烧烫伤病例最常见的致死原因。

2）根据烧烫伤严重程度和组织损伤的深度可以将烧烫伤分为Ⅰ度、Ⅱ度、Ⅲ度。①Ⅰ度烧烫伤又被称为浅表性烧烫伤，只伤及皮肤的表皮层，表现为红斑和疼痛，通常需要数天到一周的时间愈合。②Ⅱ度烧烫伤又被称为部分皮层烧烫伤,已伤及表皮层之下的真皮层,但尚不会破坏所有皮肤成分,可分为浅Ⅱ度和深Ⅱ度。发生浅Ⅱ度烧烫伤时,皮肤可有红斑、水疱、疼痛、伤口苍白,表面潮湿,一般 2~3 周可愈合;发生深Ⅱ度烧烫伤时,皮肤可有出血性水疱,一般 2~3 周难以愈合,可能导致严重的瘢痕形成。③Ⅲ度烧烫伤又被称为全皮层烧烫伤,伤及包括表皮、真皮、皮下组织和毛囊在内的所有皮肤成分,皮肤常呈僵硬的白色或棕色,出现局部干燥似皮革样或焦炭样。

2. 发生特点

烧烫伤是我国儿童常见的伤害类型。婴幼儿烧烫伤多因被热的液体烫伤导致,也有因火焰、电击、化学物质灼伤所致。根据 2020 年全国伤害监测系统提供的数据显示,烧烫伤是 0~1 岁婴幼儿因伤害到医疗机构就诊的第三位原因,其中 0 岁组、1 岁组、2 岁组和 3 岁组婴幼儿因烧烫伤到医疗机构就诊病例分别占各自年龄组全部因伤害就诊病例的 9.4%、9.2%、5.3% 和 3.7%。在 0~3 岁婴幼儿因烧烫伤就诊病例中,男童数量多于女童,95% 以上的烧烫伤发生在家中,受伤部位以四肢为主。

烧烫伤可对婴幼儿的生理、心理、社会适应等多方面造成长期影响。烧烫伤可导致婴幼儿暂时性失能、残疾甚至死亡。由于婴幼儿皮肤较薄嫩,烧烫伤对婴幼儿生理上的损伤往往较成年人更加严重;同时,婴幼儿各器官系统处于生长发育过程中,烧烫伤造成的损伤会影响相关器官、系统的发育,影响其一生的身体健康。除生理上的影响外,烧烫伤后留下的失能、残疾可能造成儿童心理和精神上的伤害,影响其上学、就业、生活质量,并可能会伴其终身。

（二）危险因素

1. 生长发育和行为因素

0~3 岁婴幼儿心理认知能力、社会性行为等都处在初步形成阶段，自我保护意识和对环境的适应能力弱，他们喜欢模仿成年人，好奇又好动；对热量没有认识，因而缺乏对危险热源的防范意识。这个时期的婴幼儿主要靠感觉和动作探索周围世界；其运动系统发育迅速，骨骼、关节、肌肉、神经系统和眼部功能发育还不完善，动作的精确性和稳定性都较差，对热、烫等危险的回避反应较迟钝，因而容易发生伤害。另外，男童更好动、大胆、好奇心强，喜欢参加刺激性和危险性高的活动，因而相对女童更容易发生烧烫伤。

婴幼儿的皮肤黏膜的发育特点也与烧烫伤的发生有关。婴幼儿皮肤黏膜较成年人薄，相同的热量更易对婴幼儿造成深度烧烫伤。婴幼儿烧烫伤后易致皮肤大量失液，更易发生脱水、休克和酸中毒等重症征象。婴幼儿抵抗力差，创面保护困难，更易产生创面污染，并引发感染。

2. 照护不足

除未遵守预防婴幼儿伤害的基本照护原则（见第一部分框 2）外，与照护相关的常见危险因素如下：

（1）将过热的食物、水、物品，电器，危险化学品等置于婴幼儿可接触的范围内。

（2）婴幼儿进食、饮水、盥洗前，未进行温度测试。

（3）未设置电热水瓶、热水器等设备的儿童安全锁。

3. 环境危险因素

常见的环境危险因素如下：

（1）没有设置婴幼儿不可接触的区域专门放置热水、热汤、热饭菜等。

（2）餐桌上使用可移动的桌布。

（3）环境中有婴幼儿易接触的、无保护装置的电源、插座、电线。

（4）没有设置婴幼儿不可接触的区域专门放置打火机、打火器、火柴、电池、消毒剂、清洁剂等物品。

（5）厨房、备餐区域、取暖设备、热水房设备间未设置有效隔离。

（6）环境不符合消防安全要求。

4. 使用不安全产品

有些婴幼儿烧烫伤的发生与产品质量不安全有关。

（1）使用没有儿童安全保护装置的热水器。

（2）使用质量不合格的热水袋、暖宝宝。

（3）使用质量不合格或损坏的电器、插座、电线。

（4）使用易燃材质制作的婴幼儿衣服、被褥。

（三）预防指导

1. 安全管理

制定和落实预防婴幼儿烧烫伤的管理细则，主要内容包括：《托儿所、幼儿园建筑设计规范（2019 年版）》和《托育机构消防安全指南（试行）》与烧烫伤预防有关的条文；婴幼儿生活环境烧烫伤风险的定期排查和清除；婴幼儿进食、玩耍娱乐、洗浴清洁等活动照护与管理；婴幼儿玩具用品、电器、取暖设备安全管理；预防烧烫伤、消防安全培训和应急演练；工作人员预防婴幼儿烧烫伤的安全教育和技能培训。

2. 加强照护

加强照护是预防婴幼儿烧烫伤的关键，尤其在加热食物、使用热水、火源、电器、化学品时，需要加强对婴幼儿的照护。除遵循预防婴幼儿伤害的基本照护原则（见第一部分框 2）外，工作人员还应做到：

（1）时刻关注婴幼儿的去向，避免其进入厨房、备餐区、热水房等区域。

（2）将热的物体放在婴幼儿无法接触的固定位置。

（3）在婴幼儿进食、盥洗前检查温度。

（4）加热、取放热物时观察周围有无婴幼儿，避免因碰撞、泼洒造成烫伤。

（5）安全使用暖水袋、暖宝宝等可能造成婴幼儿烫伤的用品。

3. 改善环境

婴幼儿缺乏对烧烫伤危险的辨识能力，因此，确保托育机构环境的安全对预防烧烫伤十分重要。

（1）设置专门区域存放热水、热饭菜、温奶器、消毒锅等物品，专用房间放置开水炉，并设置防护措施，防止婴幼儿接触；使用门栏或护栏等防止婴幼儿误入厨房、浴室等可能造成烧烫伤的区域。

（2）桌子、柜子不使用桌布等覆盖物，以避免婴幼儿拉扯桌布导致热源物倾倒、坠落。

（3）保证所有桌子、橱柜稳固，不会因为婴幼儿的碰撞造成放置其上的热水、热物翻倒。

（4）将插座、电源、电线安装或铺设在婴幼儿接触不到的位置。

（5）设置热水器出水温度低于45摄氏度。

（6）化学用品、打火机、火柴等物品专门保管并上锁；不使用有明火的蚊香驱蚊。

（7）按照国家标准、行业标准设置消防设施、器材。使用燃气的厨房应配备可燃气体浓度报警装置等设备器材。

（8）新建、改建、扩建托育机构时，严格按照《中华人民共和国消防法》《建筑设计防火规范》《托儿所、幼儿园建筑设计规范（2019版）》《托育机构设置标准（试行）》《托育机构管理规范（试行）》《托育机构消防安全指南（试行）》等相关规定建设。

4. 安全教育

（1）工作人员教育

教育内容应包括照护要求、热水使用要求（包括洗浴操作规范、热饮与热食品的安全放置要求）、燃气、电器安全使用要求、化学用品的存储与使用要求、火灾逃生与模拟练习的要求，以及基本消防设备的使用。烧烫伤急救处理技能、紧急事故发生后的报告程序。定期对工作人员开展预防婴幼儿烧烫伤的技能培训。

（2）幼儿教育

对幼儿的教育要考虑到其认知和行为能力。从幼儿会学话开始，即可教育幼儿认识火、热量、温度对他们的意义，学会识别烧烫伤风险，认识危险物品标识，学习如何应对火或热的技能。教会幼儿逃生原则，知道逃生路线，听从口令，蹲下身体疏散等基本逃生要求。

（3）家长教育

家长对烧烫伤预防的认知和自身安全行为是预防婴幼儿在机构外烧烫伤的重要因素。托育机构可通过家长会、家长联系手册、网络平台等进行预防烧烫伤知识的宣传教育。

5. 使用安全产品

使用安全产品是预防婴幼儿烧烫伤的重要措施。托育机构必须从正规渠道采购产品，以保证质量。购买使用产品前应认真阅读产品说明中的安全提示。

（1）使用有 3C 标识，按照国家标准生产的带有安全门的插座。

（2）使用有儿童保护装置的热水设备，使用可调节出水温度的热水器。

（3）使用能自动熄火和报警的燃气灶具，并定期做好检查。

（4）安装烟雾报警器和自动喷淋装置，并定期做好检查。

（四）案例分析

一天中午，一家托育机构的保育人员正在分餐，1 岁 8 个月大的小明与别的小朋友一起在餐桌旁等待。这时，厨房餐台上的热水壶正冒着热气。小明看见后十分好奇，就悄悄地跑到厨房，搬来小板凳，踩在上面，伸手去抓热水壶。当小明的手刚碰到热水壶时，由于脚下没有踩稳，摔倒在了地上。水壶也同时倒了，热水顺着餐台流到小明的面部、胸部和手臂上，小明立刻疼得大哭起来。

保育人员听到哭声，马上冲进厨房，发现小明倒在地上，热水顺着餐台往下流，小明的面部、手臂皮肤发红，衣服湿漉漉的，还冒着热气。保育人员赶紧抱起小明，把他放到了隔壁房间的小床上并脱下他湿漉漉的衣服，小明痛苦地大叫"疼疼疼……"，原来，小明胸前的皮肤（和衣服粘在一起的部分）被撕了下来。保育人员赶紧拨打120急救电话，很快小明被送到医院。

到医院后，医生马上对烫伤部位进行了处理。小明的总烫伤面积约6%，属于Ⅱ度烫伤，局部烫伤达到深Ⅱ度。小明住院治疗10天，后继还需要进行多次治疗和康复。

1. 原因分析

（1）照护不足。1岁多的婴幼儿应始终处在成年人近距离的照护下。小明在等待分餐的过程中，身边没有工作人员照护，处于照护缺失的状态，导致小明可以轻松地进入厨房，接触到热水。

（2）环境中存在婴幼儿易接触的热源。厨房没有安全门栏防止婴幼儿进入，热水壶放在孩子可以接触到的桌子上，导致小明可进入相对危险的区域（厨房），进而接触到热水。

（3）照护者的烧烫伤急救技能不足。小明烫伤后，保育人员没有在第一时间采用凉水冲泡等降温、去热措施，错过了降低烫伤严重程度的最佳时机；保育人员错误地将与皮肤粘连的衣物撕下，造成真皮层直接暴露于外环境，增加了后期感染的风险和治愈难度。

2. 预防建议

（1）建立并严格执行对婴幼儿的照护制度，确保每个婴幼儿始终处在托育机构工作人员近距离、不间断的照护下。

（2）排查整改可能造成婴幼儿烧烫伤的环境危险因素。使用护栏、门栏等将婴幼儿与厨房等存在热源的区域隔离；将热水壶等热源放在婴幼儿无法接触的固定位置；固定易倾倒的壶、桶、盆等用具；选用带有儿童锁或不易被婴幼儿打开的热水壶等安全性较高的产品。

（3）定期对托育机构工作人员进行烧烫伤急救技能培训。

五、婴幼儿溺水预防

（一）概述

1. 基本概念

（1）溺水的定义

溺水，也称淹溺，国际复苏联盟将其定义为一种于液态介质中而导致呼吸障碍的过程。淹溺并非时间上某一点的概念，其含义是气道入口形成一道液／气界面，它可阻止人进一步呼吸，在这一过程之后，无论患者存活或死亡都属于淹溺概念的范畴。人体呼吸被阻断后在很短的时间内就能对机体产生影响，溺水2分钟后人便会失去意识，4~6分钟后神经系统便遭受不可逆的损伤。因此，婴幼儿溺水后如未被及时发现，或在发现后未得到科学救治，死亡风险较高。

（2）溺水时表现

婴幼儿溺水时，由于呼吸障碍等原因，往往无法发出求救声音，表现出无声的现象。这样的状态会让人误以为他在游泳、玩水等，而忽略了溺水发生的可能。

2. 发生特点

溺水是造成我国婴幼儿死亡的重要原因。全国伤害监测系统采集数据显示，2020 年 0~3 岁婴幼儿溺水病例中，男童数量多于女童，75.1% 发生在家中，多发生在婴幼儿游戏活动的过程中。

与大年龄段儿童溺水发生地点不同，0~3 岁婴幼儿溺水除可发生在沟渠、河流、井、窖等地点外，还多见丁浴盆、浴缸、储水容器、鱼缸、马桶等日常生活环境中。出生几个月的婴儿由于其身体活动能力十分有限，如果面部朝下趴在即便只有几厘米深的水中，也可能导致溺水。

（二）危险因素

1. 生长发育和行为因素

婴幼儿的运动系统发育迅速，从周岁起已经能够独立行走，活动范围明显扩大，但其认知和心理发育程度远没有适应其生活环境。婴幼儿活泼好动、对水充满好奇，他们喜欢玩水，却不知道如何保护自身安全，因此，可能做出导致溺水的危险行为。

2. 照护不足

溺水的发生往往是无声且短暂的，缺乏照护是婴幼儿溺水的重要危险因素。托育机构工作人员未能提供有效照护，没有及时发现婴幼儿溺水，未及时进行科学施救都是重要的危险因素。除未遵循预防婴幼儿伤害的基本照护原则（见第一部分框 2）外，常见的照护相关危险因素如下：

（1）将婴幼儿单独留在澡盆、浴缸、盥洗室、卫生间、水缸旁、水井边，泳池、开放的水体等可能发生溺水的环境中。

（2）婴幼儿在水里或水边时，照护者存在使用手机、做其他工作等分心或中断照护的行为。

（3）婴幼儿在水里或水边时，照护者与其距离较远，无法第一时间发现婴幼儿溺水并及时救助。

3. 环境危险因素

（1）澡盆、浴缸、水槽、洗衣机中有存水；水缸、水桶等蓄水容器有存水，未加盖。

（2）婴幼儿可接触的环境中池塘、河流沟渠、井、鱼缸、鱼池、盛水盆景装饰等未安装护栏、护网。

（3）卫生间、洗浴间门未及时关闭，水池、坐便器中有存水。

4. 使用不安全产品

婴幼儿戏水时，应佩戴质量合格的漂浮装备，如漂浮装备质量不合格不仅无法保护婴幼儿，还可能成为婴幼儿溺水的直接原因。

（三）预防指导

1. 安全管理

托育机构如有婴幼儿涉水娱乐环境和设备，环境中存在池塘、沟渠、喷泉、鱼池等溺水高风险环境，应将婴幼儿溺水预防作为其安全工作的重点。制定和落实预防婴幼儿溺水的管理细则，主要内容包括：婴幼儿生活环境溺水风险的定期排查和清除；婴幼儿洗浴清洁、玩耍等活动的照护与管理；工作人员预防婴幼儿溺水的安全教育和技能培训。

2. 加强照护

许多研究表明，照护不足是导致婴幼儿溺水的一个重要因素，尤其是在浴盆中发生的溺水。为此，预防婴幼儿溺水，照护者需要时刻对婴幼儿做到有效照护。除遵循预防婴幼儿伤害的基本照护原则（见第一部分框2）外，照护者在照护过程中应做到：

（1）保持婴幼儿在工作人员的视线范围内，避免婴幼儿误入盥洗室、厨房、水池边等有水区域。

（2）婴幼儿在水中或水边时，工作人员应专心照护，始终与其保持近距离，中途不能离开。

3. 改善环境

托育机构应保证婴幼儿远离环境中的任何水体。

（1）托育机构内的池塘、沟渠、井、鱼缸、鱼池、涉水景观等要安装护栏、护网。

（2）水缸、盆、桶等储水容器加盖，并避免婴幼儿进入储水容器所在区域。

（3）使用完水池、浴缸、盆、水桶后及时排空存水。

4. 安全教育

（1）工作人员教育

对工作人员的溺水预防教育应包括：婴幼儿溺水的原因、

特点、预防措施。重点包括预防婴幼儿溺水的照护要求、安全用水要求、厨房与盥洗室溺水预防要求、如何识别婴幼儿溺水、溺水后的急救和报告程序。定期对工作人员开展预防婴幼儿溺水的技能培训。

（2）幼儿教育

对幼儿的预防溺水教育要从认识水安全开始，包括了解水的危险、如何安全玩水等。培养幼儿不独立玩水的意识和习惯。

（3）家长教育

托育机构可通过家长会、家长联系手册、网络平台等进行宣传教育。教育家长认识到婴幼儿溺水的严重后果、主要原因和预防措施，特别是成年人的有效照护对于溺水预防的重要性。

5. 使用安全产品

使用安全产品有助于预防婴幼儿溺水的发生。购买使用产品前应认真阅读产品说明中的安全提示。

（1）选择有盖子的储水容器。

（2）使用护栏将婴幼儿与厨房、盥洗室、景观水池、池塘等有溺水风险的房间或区域隔离。

（3）使用护栏、护网、保护盖遮盖水井、沟渠等。

（四）案例分析

2021年某日，一位妈妈在家中为自己刚满一周岁的儿子亮亮洗澡。亮亮喜欢玩水，他兴奋地坐在卫生间的浴缸里，一只手拿着玩具鸭子，另一手拿着小水枪，高兴地玩水。浴缸中的水不多，水深 20 多厘米，水面和亮亮的肚子齐平，正好适合亮亮坐在水里玩耍。妈妈不时地用小水杯盛水撒在亮亮身上，温暖的水流让亮亮舒服极了，不时地发出笑声。

铃……铃……忽然，放在客厅的手机响了起来。妈妈走出卫生间，来到客厅接听电话。电话是妈妈的一位同事打来的。因为工作的事情需要妈妈帮忙，她前前后后向妈妈咨询了 7、8 个问题。亮亮妈妈耐心地回复了同事的问题，大约用了十几分钟的时间。

当妈妈挂断电话，回到卫生间时，她被眼前的一幕吓坏了。只见亮亮面部朝下，趴在浴缸的水中，身体一动不动。妈妈赶快上前，一把将亮亮从水中抱起，大声叫着亮亮的名字。但亮亮没有任何回应，一动不动地躺在妈妈的怀里。

妈妈意识到问题很严重，她赶紧拨打了急救电话 120，随后向邻居进行求助，并通知了其他家人。在邻居和 120 急救人员的帮助下，亮亮很快被送到了医院。医院诊断结果为亮亮淹溺，吸入性肺炎，因缺氧造成了一定的脑损伤，幸好很快得到了抢救，亮亮才脱离了生命危险。

1. 原因分析

（1）家长的照护不足。亮亮妈妈临时接听电话，离开卫生间，使亮亮处于视线之外，未做到有效照护。

（2）照护者预防溺水知识不足。亮亮妈妈不了解婴幼儿溺水的特点，不知道婴幼儿溺水可能在短时间内发生，溺水可能发生在很浅的水体，溺水时可能没有求救或声音，因此存在侥幸心理，放松了对孩子的照护。

（3）照护者溺水急救能力不足。亮亮妈妈缺乏基本的溺水现场急救知识技能，在专业人员到达前，除了拨打急救电话，没有采取任何急救处理。

2. 预防建议

（1）加强照护。婴幼儿在水边或水中玩耍、活动时，应始终处于成年人的照护下。照护过程不应有任何中断，照护者最好与婴幼儿保持一臂以内的距离，并始终让婴幼儿处在视线范围内。

（2）储备预防婴幼儿溺水的知识和急救技能。主动学习了解预防婴幼儿溺水的知识，学习和储备婴幼儿溺水后的现场急救知识技能。

六、婴幼儿中毒预防

（一）概述

1.基本概念

（1）中毒的定义

中毒是指因暴露于一种外源性物质造成细胞损伤或死亡而导致的伤害。伤害专业领域的中毒仅包括急性中毒，不包括因长期接触某种毒物而造成的慢性中毒。这里的毒物是指在一定条件下，影响机体代谢过程，引起机体暂时或永久的器质性或功能性异常状态的外来物质。中毒的严重程度取决于毒物的接触剂量、种类、特性、接触途径等因素。

（2）中毒的分类

根据毒物类别，主要可以分为农药中毒、药物中毒、日用化学品中毒、有毒生物中毒和其他中毒。①农药中毒：因误服、误用农药而导致的中毒，常见农药包括杀虫剂、杀鼠剂、除草剂等。②药物中毒：因误食药物而导致的中毒事件。③日用化学品中毒：大多数日用化学品毒性很低，婴幼儿少量接触不会发生中毒或中毒较轻微，但有些日用化学品可能会造成婴幼儿严重的健康损害，例如清洁剂、杀虫剂、消毒剂等。④有毒生物中毒：主要为误食有毒动植物或被有毒动物叮咬。有毒生物中毒有明显的聚集性倾向，托育机构或家庭内可出现聚集性病例。有毒生物包括植物性因素、动物性因素、真菌性因素、细菌性因素等。⑤其他中毒：包括一氧化碳中毒、汽油和防冻液中毒、装修材料中毒、窒息性气体中毒等。

2. 发生特点

全国伤害监测系统采集的数据显示，2020 年全国 0~3 岁婴幼儿中毒门（急）诊就诊病例中，男童数量多于女童，96.3%发生在家中，中毒后的表现以全身广泛性损伤为主。

婴幼儿发生中毒时的严重症状常见为呼吸抑制或呼吸困难、意识障碍甚至昏迷、惊厥、行为异常等。此外，如果发现婴幼儿的衣服或嘴唇上有药物碎片或奇怪气味、出现不明原因的呕吐或流口水、意识清醒但行为异常、精神萎靡不振或嗜睡、家中有药物倾洒等情况时，也需考虑是否有中毒发生。

（二）危险因素

1. 生长发育和行为因素

急性中毒在儿童各年龄段均可发生，且男童多于女童。婴幼儿误服药物占比最高，以药物剂量过大多见。

婴幼儿的认知能力、社会性行为等都处在初步形成阶段，自我保护意识和对环境的适应能力弱，对周围环境充满好奇，喜欢模仿成年人行为，喜欢尝试新鲜的事物。随着婴幼儿的生长发育，他们能抓到之前拿不到的日用化学品、药物等可导致中毒的物品；随着其精细运动技能的提高，能打开螺旋瓶盖，直接接触到化学品、药物；出于模仿或对口腔刺激的渴望，婴幼儿可能会将化学品、药品等直接放进嘴里尝尝或者吞下。

婴幼儿组织器官及生理功能尚未发育成熟，体内酶系统亦不健全，血脑屏障发育不完善。婴幼儿身体对药物和毒物的吸收、分布、代谢、排泄等不同于成年人，更容易发生中毒，更易引起肝肾、神经系统、听力等器官的损害。

2. 照护不足

照护不足可造成婴幼儿易接触有毒物质，是造成中毒发生的重要原因。除未遵循预防婴幼儿伤害的基本照护原则（见第一部分框 2）外，常见的照护相关危险因素如下：

（1）未能及时将日用化学品、药物等及时收纳于婴幼儿无法接触到的地方。

（2）在装修、使用消毒剂、杀虫剂后，没有进行有效通风。

（3）扁豆、豆浆未煮熟，生食黄花菜和海鲜，食用腐烂变质食品。

3. 环境危险因素

环境中存在婴幼儿可接触到的毒物是婴幼儿中毒的重要原因。

（1）没有设置专门的婴幼儿不易接触的区域、箱柜用于保存药物、日用化学品和杀虫药物。

（2）燃气热水器安装在通风不良的密闭空间内。

（3）在无法通风的房间使用煤炉或炭火取暖。

（4）有水仙、夹竹桃、曼陀罗、蓖麻或出现蜈蚣、蝎子、蜘蛛、蛇、蜂等可能引起中毒的动植物。

4. 使用不安全产品

购买、使用质量不合格或假冒伪劣的玩具、儿童用品、食品原材料、调味品、日用化学品、装修材料、家具等，可导致婴幼儿中毒。

5. 工作人员的危险行为

托育机构工作人员的不安全行为习惯可能导致婴幼儿中毒。

（1）使用空饮料瓶、空食品容器盛装日用化学品、杀虫剂等。

（3）用错误的方法烹调食物，如生食黄花菜和某些海鲜，扁豆和豆浆未煮熟等。

（5）误将化学品作为食物调味品使用。

（4）让婴幼儿食用野菜、野果等托育机构日常饮食外的食物。

（6）未遵医嘱给婴幼儿使用各种维生素、微量元素、中草药等保健品或药物。

（三）预防指导

1. 安全管理

托育机构的中毒预防应重点预防婴幼儿因为误服、误食或误吸药品、化学品、有毒有害食物、一氧化碳而导致的急性中毒。在严格执行《托儿所幼儿园卫生保健工作规范》《托育机构管理规范（试行）》等相关规范的基础上，托育机构应细化对预防婴幼儿中毒的管理细则，主要包括：婴幼儿生活环境中毒风

险的定期排查和清除；婴幼儿安全用药；工作人员预防婴幼儿
中毒的安全教育和技能培训。

2. 加强照护

加强照护对预防婴幼儿中毒发生、及时发现和处置十分重
要。除遵循预防婴幼儿伤害的基本照护原则（见第一部分框2）
外，照护者应注意以下事项。

（1）玩具及生活用品应安全无毒，同时工作人员要关注婴
幼儿的啃咬行为。

（2）要随时关注婴幼儿放入口中的物品。

（3）避免食用有毒食物，例如有毒蘑菇、未彻底煮熟的扁
豆等。

3. 改善环境

婴幼儿中毒的发生与环境有着密切的关系。托育机构必须
提供给婴幼儿一个清洁而良好的空气环境。

（1）设置婴幼儿无法接触的固定位置保存药物、日用化
学品。

（2）不使用空饮料瓶、空食品容器盛装日用化学品、杀虫
剂等；给化学品、杀虫剂等物品及其保存箱柜贴危险标识。

（3）规范使用消毒剂、清洁剂。

（4）使用煤火取暖的房间应有窗户、风斗等通风结构，并
保证其可以正常工作；正确安装、使用符合标准的燃气热水器。

（5）定期清查托育机构中的常备药品，及时清理过期药品。

（6）托育机构内不种植有毒植物，不饲养有毒动物。

4.安全教育

（1）工作人员教育

预防婴幼儿中毒教育需要覆盖所有工作人员。教育内容包括：婴幼儿中毒原因和特点，识别潜在中毒风险物品、食品和动植物，化学品、药品等相关物品定期检查、使用、存储、丢弃管理制度，中毒急救和中毒事件报告程序。定期对工作人员开展预防婴幼儿中毒的技能培训。

（2）幼儿教育

在幼儿的安全教育中纳入中毒预防内容，保育员在日常的工作中，要随时注意培养幼儿预防中毒的行为习惯。幼儿教育的内容包括：让幼儿学习并养成任何东西放入口前，需得到大人许可的行为习惯；不随意捡食物品、采食果实；识别潜在中毒风险的物品、食品和动植物；认识"危险品"标识。

（3）家长教育

托育机构可通过家长会、家长联系手册、网络平台等进行中毒预防的宣传教育。主要内容包括：婴幼儿中毒的发生特点和主要原因，识别潜在中毒风险的物品、食品和动植物；药物、化学用品的安全存储、使用方法；使用预防婴幼儿中毒相关的安全产品；中毒的急救知识和技能。

5.使用安全产品

托育机构需要按照《托儿所、幼儿园建筑设计规范（2019版）》建设，场地铺面、装饰和设施等材料环保无毒。托育机构应从正规渠道采购符合国家质量认证标准的产品。购买使用产品前应认真阅读产品说明中的安全提示。在此基础上，还可：

（1）使用有儿童保护盖的药瓶、药盒存储药品。

（2）安装一氧化碳报警器，并定期检查其运行情况。

（3）在存储日用化学品、杀虫药和药物的箱柜使用儿童安全锁。

（四）案例分析

王老师是一名托育机构工作人员，她工作认真负责，业务能力强，孩子们都很喜欢她。由于身体原因，王老师常服用双嘧达莫（商品名：潘生丁）治疗疾病。一天早上，王老师出门有些晚，没来得及在家服药，于是她将药带在身上，准备抽空把药补上。

上午，孩子们有20分钟时间自己玩玩具，王老师想利用这个时间把药吃了。她刚吃完药，就发现班上的两个孩子突然打起架来。王老师随手把药放在桌上，和另外一名老师共同去处理两个孩子的矛盾。她们忙着查看孩子是否受伤，安抚大哭的孩子，调查事情的经过，并进行教育。约10分钟后，两个小朋友的矛盾得到了很好的解决。

当王老师想把放在桌上的药收起时，发现药瓶已经被人打开了，红色的药片散落在桌面，明明站在桌边，正将一粒药片往嘴里放。这可把王老师吓坏了，她赶紧上前制止，第一时间把药收好，并询问了明明的吃药情况。明明说，他自己打开了药瓶，发现里面都是红色的"小糖豆"，已经吃了3、4粒，甜甜的，正要继续吃时，被王老师发现了。

老师们赶紧带着明明到附近的医院，幸亏明明误服药物剂量小，救治及时，才没有给明明造成严重的伤害。

1. 原因分析

（1）环境中存在婴幼儿易接触的药物。老师将自己服用的药物放在明明易接触的位置，造成明明非常容易地获得药物，并将其误认为糖果而食用。

（2）看护不足。对婴幼儿的看护应该覆盖到所有孩子，案例中班上的两个孩子发生矛盾，在场的两位老师将全部注意力放在了处理两个孩子的矛盾上，忽略了对明明等其他孩子的看护，增加了伤害发生的可能性。

（3）看护者不安全的行为习惯。工作人员用药应在办公室等婴幼儿不宜接触的地方。案例中王老师心存侥幸，在婴幼儿活动区域内服用药物，使明明在活动区能接触到药物，进而导致明明因误服药物而中毒。

2. 预防建议

（1）去除环境中可能的中毒危险因素。工作人员不应将药物等与照护服务无关的个人物品带入婴幼儿生活、活动区域。

（2）加强照护。看护多名婴幼儿时，应做到对婴幼儿看护的全覆盖。当遇到伤害事件时，工作人员应分工协作，不要遗漏对任何一个婴幼儿的看护。

（3）规范工作人员照护服务。工作人员的用药、吃饭、办公等非照护服务行为应在婴幼儿生活、活动区域外进行。

七、婴幼儿异物伤害预防

（一）概述

1. 基本概念

（1）异物伤害的概念

异物伤害是指因各种原因导致异物进入体内，并对机体造成一定程度损伤，出现了某种症状和体征，如食道穿孔、气道梗阻和缺氧脑损伤等。婴幼儿异物伤害多因异物通过口鼻、耳朵进入身体造成损伤，常见的异物种类及其可能造成的损伤包括：

1）食物：包括糖果、花生、瓜子、葡萄、果冻、口香糖等。食物如进入呼吸道易造成气道梗阻和窒息。

2）硬币：硬币是婴幼儿常吞入的异物。若硬币停留在食管狭窄处，可造成食管不同程度的损伤，因硬币表面圆滑，一般不会损伤消化道黏膜。

3）尖锐异物：常见的尖锐异物有鱼刺、大头针和牙签。此类异物会对黏膜造成不同程度的伤害，不良反应包括穿孔、脓肿、腹膜炎，甚至死亡。

4）纽扣电池：电池电流的液化作用可能造成食管坏死，并且可能导致溃疡、穿孔。纽扣电池较长时间滞留在消化道可导致消化道压迫性坏死；纽扣电池嵌顿可形成环形电流，可引起黏膜灼伤；电池内腐蚀和有毒的物质释放，可引起食道溃疡、穿孔、纵隔感染等，甚至危及生命。

5）小磁体：吞入两个及以上小磁体，由于磁体在体内通过磁性相互吸引而压迫肠壁，造成局部缺血、坏死、穿孔、腹膜炎、肠梗阻等症状，若处理不及时可危及生命。

6）气球：气球是致死性气道异物阻塞的常见物品。它被婴幼儿吸入气管、支气管后，会阻塞呼吸道，导致窒息。

7）玩具零件及碎片：小件玩具、玩具零件、碎片可被婴幼儿放入口、耳、鼻中，进而对婴幼儿造成伤害。

（2）不同部位的异物伤害

1）食道及胃肠道异物伤害

发生食管异物的婴幼儿可能没有任何症状，或者仅表现为拒绝进食、吞咽困难、流涎等。异物还可损伤黏膜、侵蚀食管壁等。锋利异物可能会穿透消化道，如刺穿血管引起出血，危及婴幼儿的生命。异物到达胃内通常不会马上引起症状，除非这些异物大到足以引起胃出口梗阻。这种情况下，婴幼儿可能表现为呕吐、拒食。

2）气道异物伤害

喉气管异物不常见，但可危及生命。大的支气管异物可能导致咯血、呼吸困难、窒息、呼吸窘迫等。下气道出现异物时，婴幼儿在最初可能急性窘迫，还可造成固定部位的反复肺部感染。

3）鼻腔异物伤害

鼻腔异物较常见，最常见于婴幼儿，可影响鼻通气，而且会使鼻黏膜充血、糜烂、破溃，从而引起鼻腔出血、流涕等症状，还有进入喉、气管、支气管导致窒息的危险。

4）耳道异物伤害

异物进入耳道，若异物较小，一般无明显症状；若异物较大或是尖锐性异物，可引起听力障碍、耳鸣、耳痛、头晕，甚至损伤鼓膜而出血。

除上述常见部位的异物伤害外，异物还可进入直肠肛门、阴道等，引起相应的异物伤。

2. 发生特点

异物伤害是婴幼儿较为常见的伤害，大多数异物伤发生在6月龄到6岁的儿童。气道异物是婴幼儿异物伤害的首位病因，也是导致儿童窒息死亡的主要原因。《中国儿童气管支气管异物诊断与治疗专家共识》中指出，气管支气管异物导致的伤害病例占我国0~14岁儿童伤害病例的7.9%~18.1%，其中，约80%的患儿年龄在1~3岁。异物的发生具有明显性别和城乡分布特征，男童数量多于女童，农村远高于城市。异物来源绝大多数为外源性异物，占99%。异物的大小决定了异物的位置，气管异物占呼吸道异物的11%~18%。

（二）危险因素

1. 生长发育和行为因素

人体的自然腔道，婴幼儿对之充满好奇心；婴幼儿正处于口腔敏感期，而这个年龄的婴幼儿手指已较灵活，喜欢将食物或玩具放在口、鼻、耳等自然腔道中。由于婴幼儿磨牙还未长成，咀嚼和吞咽功能不完善，喉防御反射不健全，容易将口腔内的食物或异物误吸入气道，发生气道异物或窒息。

大多数吞咽进入食管的异物，由消化道随大便离开身体并不会造成身体损伤。婴幼儿食道和小肠等消化道较狭窄，异物更容易嵌顿在这些位置，造成黏膜因受压出现损伤。

2. 照护不足

对婴幼儿的照护情况直接影响着异物伤害是否发生和损伤的严重程度。除未遵循预防婴幼儿伤害的基本照护原则（见第一部分框2）外，常见的照护相关危险因素如下：

（1）未及时收好可能被婴幼儿放入口、鼻、耳的物品、食物。

（2）提供含有磁珠、小块玩具等不适合婴幼儿年龄的玩具。

（3）未检查和处理玩具、儿童用品小零件或损坏掉落的碎片。

（4）提供小块易导致异物伤害的食物。

（5）喂食含有鱼刺、小块骨头的食物。

3. 环境危险因素

（1）环境中有硬币、电池、纽扣、笔帽等易造成婴幼儿异物伤害的物品。

（2）环境中有瓜子、花生、葡萄、果冻等易造成婴幼儿异物伤害的食物。

（3）没有设置婴幼儿接触不到的固定区域或箱柜保存玩具、儿童用品、小件工具等易造成婴幼儿异物伤害的物品。

4.使用不安全产品

有些婴幼儿异物伤害的发生与使用不安全的婴儿用品或产品有关。比如，使用质量不合格的玩具，玩具中零件掉落或损坏。使用不适合婴幼儿年龄的玩具和儿童用品。

（三）预防指导

1.安全管理

制定和落实预防婴幼儿异物伤害的管理细则，主要内容包括：婴幼儿生活环境异物伤害风险的定期排查和清除；婴幼儿饮食、玩耍等活动照护与管理；婴幼儿食物、玩具、儿童用品安全管理；工作人员预防婴幼儿异物伤害的安全教育和技能培训。

2.加强照护

加强照护，预防异物伤害发生，及时发现异物伤害并给予科学处置是避免悲剧发生的关键。除遵循基本的预防婴幼儿伤害的基本照护原则（见第一部分框2）外，还需在照护过程中注意：

（1）婴幼儿入园时，检查婴幼儿是否随身携带可能引起异物伤害的食物或物品。

（2）及时收纳可能被婴幼儿放入口、鼻、耳等身体部位的小件物品。

（3）除进食时间外，如发现婴幼儿口内有东西时，发现婴幼儿鼻中、耳中有异物时，及时排查和清除。

（4）及时制止婴幼儿把硬币、电池等小件物品放入口、鼻、耳等身体部位的行为。

（5）选择适龄玩具，不提供含有小磁铁、小块零件的玩具。

（6）不提供易导致异物伤害的食物，如含有鱼刺、小块骨头的食物。

3. 改善环境

婴幼儿异物伤预防很多情况下与环境中存在可以让婴幼儿吞入的物品有关。

（1）设置婴幼儿接触不到的专门区域、箱柜存放硬币、电池、小磁铁、装饰品（例如项链、皮筋、耳环等）、文具（例如笔帽、别针）等小件物品。

（2）使用玩具、儿童用品等前后，检查有无零件、装饰物、扣子等破损、脱落或丢失。

（3）定期检查家具、游乐设施有无易掉落的零件、装饰物（例如螺丝钉、螺母等），并固定。

4. 安全教育

（1）工作人员教育

对托育机构工作人员进行预防婴幼儿异物伤害的教育培训。培训内容包括：婴幼儿异物伤害原因和特点、婴幼儿异物伤害预防的有效措施；机构预防异物伤害的管理制度和工作规范，异物伤害急救知识技能和伤害发生后的报告程序。定期对工作人员开展预防婴幼儿异物伤害的技能培训。

（2）幼儿教育

重点培养幼儿良好的饮食行为习惯和不随便把东西放入口中的习惯。教育内容可包括：吃东西安静坐好的习惯；除饮食外，不要把任何东西放入口中，任何时候不要把任何东西放入鼻、耳中；及时向工作人员报告自己或其他小朋友可能发生的异物伤害事件。

（3）家长教育

托育机构可通过家长会、家长联系手册、网络平台等进行宣传教育，与家长共同培养婴幼儿良好的行为习惯。教育家长认识到婴幼儿异物伤害的状况和主要原因、预防方法。

5. 使用安全产品

婴幼儿的异物伤害预防与产品安全有着密切的关系。托育机构在购买产品时，一定要从预防婴幼儿异物伤害的视角，判断产品的安全性。购买使用产品前应认真阅读产品说明中的安全提示。特别注意玩具、儿童用品、家具、游乐设施应无易松动、脱落的小部件或装饰物；衣物、纺织品应没有易被婴幼儿取下或撕下的装饰贴花、小珠子等。

（四）案例分析

一天，3岁的涛涛和同班的东东打起架来。保育人员发现后，向他们询问情况。东东告诉保育人员，他看到涛涛吃了一些有磁性的小珠子，并劝说涛涛不要吃那种小珠子。于是，保育人员就打电话告诉了涛涛妈妈这件事情，并让她带孩子去医院进行检查。妈妈带涛涛去医院就诊的途中，涛涛呕吐了一次，吐出了少量胃内容物，但无明显腹痛和哭闹。

在医院的诊疗室，医生问涛涛为什么要吃小磁珠。涛涛回答说这些小磁珠像他吃过的巧克力豆，只是味道不是甜的。经过 X 光检查，医生发现涛涛腹部肠腔内有一串小磁珠。之后，消化内科医生取出了 6 颗彩色的磁珠。但是，另外 16 颗磁珠已经穿过胃后壁和小肠进入了腹腔，形成了胃壁和肠壁穿孔。外科医生将这 16 颗磁珠取出后，修补了胃壁、肠壁的穿孔。幸运的是，由于发现和处理及时，涛涛没有生命危险。

1. 原因分析

（1）家长缺乏安全意识。不应给幼儿提供这类小磁珠作为玩具；家中的小磁珠应放在幼儿无法接触的位置保管。

（2）托育机构管理疏漏。未能及时发现幼儿携带小磁珠进入托育机构，也没有第一时间发现幼儿吃下了小磁珠。

（3）缺乏对孩子的安全教育。没有教育涛涛小磁珠不是食物，不能吃。

2. 预防建议

（1）给婴幼儿选择适龄的玩具。选购正规厂家制造、经过产品质量认证、适合婴幼儿年龄的玩具。选购和使用玩具前应认真阅读说明书中的安全提示。

（2）妥善保管可能引起异物伤害的物品。将硬币、电池、小磁铁、装饰品、文具等小件物品保存在婴幼儿接触不到的区域。

（3）加强对幼儿的安全教育。培养幼儿不随便将物品放入口中的行为习惯；教育幼儿异物伤害的危险。

（4）对托育机构加强管理。婴幼儿入园时检查其是否携带食物、玩具等物品。制定和落实不允许婴幼儿自行携带食物、玩具到托育机构的规定。加强对婴幼儿的日常照护。

八、婴幼儿道路交通伤预防

（一）概述

1. 基本概念

（1）道路交通伤害的定义

道路交通伤害是道路交通碰撞造成的致死或非致死性损伤。道路交通碰撞是指发生在道路上、至少牵涉一辆行进中车辆的碰撞或事件，可能导致损伤，也可能不导致损伤。

（2）道路交通伤害的分类

根据受伤者道路使用角色的类型，可以将道路交通伤害分为很多种类型。婴幼儿道路交通伤害多发生在步行，乘坐非机动车或机动车的过程中。

2. 发生特点

道路交通伤害是儿童常见且多发的重要伤害类型之一。根据全国伤害监测系统采集的数据显示，2020 年 0 岁组、1 岁组、2 岁组和 3 岁组婴幼儿因道路交通伤害到医疗机构就诊病例分别占各自年龄组全部因伤害就诊病例的 2.0%、2.8%、3.7% 和 3.9%；就诊病例中，男童多于女童。伤害发生时婴幼儿主要为乘坐某种交通工具，伤害部位以头部和下肢为主。

道路交通伤害对机体造成的损伤往往较重，其损伤严重程度与碰撞时的速度、受伤部位、是否使用防护设备等因素有关。随着我国机动化和城市化发展，人们参与交通的行为呈现出参与频次增加、交通形式多样化的特点。0~3 岁婴幼儿可以各种道路使用者的身份参与交通，虽然托育机构内较少发生道路交通伤害，但是，婴幼儿在往返托育机构的途中、在托育机构外的活动过程中，或者是在日常生活中不可避免地会参与交通，因此，预防其道路交通伤害仍然十分重要。

（二）危险因素

1. 生长发育和行为因素

幼儿自我保护意识和对环境的适应能力弱，无法对周围环境安全或危险做出正确的判断，幼儿在理解各种景象和声音方面有困难，从而影响其判断正在移动的车辆的距离、速度和方向。幼儿特别容易专注在某一件事上而忽略身边的情况。因此，他们可能因为看到汽车而兴奋得突然跑起来，或是因追球而冲出马路，或看到马路对面的父母而急切地横穿马路。由于幼儿身材较小，他们很难看见周围的交通状况，车辆骑行者和驾驶者也不容易发现他们。幼儿发生道路交通事故时，比成年人更容易出现严重的头部损伤。

2. 照护不足

缺乏照护是婴幼儿道路交通伤害的一个重要的危险因素。除未遵循预防婴幼儿伤害的基本照护原则（见第一部分框 2）

外，常见的照护相关危险因素如下：

（1）婴幼儿在公共道路附近、停车场等环境中玩耍。

（2）让婴幼儿单独停留或行走在路上；带婴幼儿外出时未抓牢婴幼儿。

（3）未使用适合婴幼儿体型的儿童安全座椅。

（4）抱着婴幼儿或让婴幼儿独自一人坐在汽车前排；婴幼儿乘车时把头、手或身体其他部位伸出车窗外；下车时，让幼儿自己开门下车。

（5）夜间或光线不佳时出行，未给婴幼儿穿戴有反光材质、易被识别的衣物。

3. 环境危险因素

随着城镇化和机动化的发展，婴幼儿出行的频率在增加，出行的风险也在上升。道路交通环境危险因素加剧了婴幼儿出行的危险。这些因素包括：

（1）托育机构内部允许车辆进入，未将婴幼儿活动区域和车辆行驶、停放区域隔离。

（2）托育机构出入口直接面对非机动车道或机动车道，没有足够的人行道或安全区。

（3）托育机构周围道路未设置信号灯、斑马线、减速带。

（4）婴幼儿室外活动场所环境中有车辆行驶，或与行车区域没有物理隔离。

（5）婴幼儿所乘车辆内放置了尖锐、易碎物品，在车辆发生碰撞或急刹车时可能伤害婴幼儿。

4. 使用不安全产品

外出时未给婴幼儿配备保护安全的装置，可能会增加道路交通伤害风险或者加重伤害严重程度。

（1）带婴幼儿乘车时，未使用适龄的、质量合格的安全座椅。

（2）带婴幼儿乘坐没有安全带的童车。

（3）带婴幼儿出行的童车、交通工具等有安全隐患。

5. 工作人员的危险行为

照护者带婴幼儿外出时，如果有不遵守交通规则的行为，不仅增加自身道路交通伤害风险，也增加婴幼儿道路交通伤害风险。闯红灯、不走人行横道线、在机动车道步行、过马路斜穿或猛跑、超速、酒驾、超载、逆行等行为，都会增加道路交通伤害的风险。

（三）预防指导

1. 安全管理

托育机构应严格执行《托儿所幼儿园卫生保健工作规范》《托育机构管理规范（试行）》等相关规范的要求，制定和落实预防婴幼儿道路交通伤害的管理细则，主要内容包括：托育机构车辆使用安全要求和管理制度，携带婴幼儿出行安全管理制度；托育机构内车辆行驶、停放安全管理制度，运输婴幼儿出行车辆驾驶员的资质要求，儿童安全座椅安全使用要求；工作人员预防婴幼儿道路交通伤害的安全教育和技能培训。

2. 加强照护

预防婴幼儿道路交通伤害的重点是加强照护，特别要加强对刚学会走路的幼儿的照护。除遵循预防婴幼儿伤害的基本照护原则（见第一部分框2）外，要在照护过程中做到：

（1）携带婴幼儿出行时，应严格遵守道路交通安全法规。

（2）携带婴幼儿出行时，密切看管并限制婴幼儿随意活动。

（3）携带婴幼儿出行时，给婴幼儿穿戴有反光标识的衣物。

（4）婴幼儿乘坐童车出行时，规范使用童车安全带。

（5）携带婴幼儿乘机动车出行时，不让婴幼儿坐在汽车前排。根据婴幼儿生长发育程度选择适宜的安全座椅。禁止幼儿将身体伸出车窗外。使用车窗锁和车门锁，防止幼儿自行打开车窗、车门。

3. 改善环境

婴幼儿道路交通伤害与托育机构内道路设置和车辆管理有着密切关系。托育机构要做到：

（1）托育机构应将婴幼儿活动区域与车辆行驶和停靠区域隔离。

（2）托育机构出入口设立专门安全区域，并与道路间设置隔离设施。

（4）婴幼儿接送时间，暂时禁止机动车、非机动车在托育机构内道路行驶。

（5）主动与相关部门沟通，争取在托育机构周边道路设置安全警示标识、斑马线、红绿灯、减速带、测速仪等道路安全设施。

4. 安全教育

（1）工作人员教育

对托育机构工作人员的教育应包括：婴幼儿道路交通伤害原因和特点、预防婴幼儿道路交通伤害的有效措施、机构内车辆使用管理要求、婴幼儿接送管理要求、儿童安全座椅使用方法、校车管理制度、道路交通伤害紧急处置和报告程序等。定期对工作人员开展预防婴幼儿道路交通伤害的技能培训。

（2）幼儿教育

幼儿处在建立和养成交通行为习惯的初期，对其开展交通安全教育是十分必要的。教育需要包括：遵守交通规则，不在车周围玩，出行时乘坐安全座椅，不把身体的一部分探出车外、不在路上追逐打闹、走路时抓牢成年人的手、认识红绿灯和斑马线等。

（3）家长教育

婴幼儿多数的交通出行是与家长在一起的，因此，对家长进行道路交通安全教育有助于总体上减少婴幼儿道路安全伤害的发生。应向家长宣传托育机构交通安全管理制度，机构内道路安全管理要求，使用儿童安全座椅相关知识，携带婴幼儿出行的安全注意事项等。鼓励家长做好示范作用，帮助幼儿养成安全行为习惯，鼓励家长掌握基础急救知识技能。

5. 使用安全产品

安全产品可以在预防婴幼儿道路伤害发生方面发挥作用，降低道路交通伤害对人体造成损伤的严重程度。使用从正规渠道购买的、有 3C 认证的儿童安全座椅是预防婴幼儿道路交通伤害的重要措施。儿童安全座椅需要正确使用：1 岁以下的婴儿需要使用反向安装的儿童安全座椅，并按照说明书正确安装。1~3 岁的幼儿需要使用正向安装的儿童安全座椅，并按照说明书正确安装。

（四）案例分析

某天下午 3 点多，正值某托育机构放学，家长们挤在托育机构门口等待接孩子。机构出口附近停满了电动车、自行车、小轿车等各种车辆。因为托育机构处于一个道路开放地段，路上有不少来往的车辆。

保育人员将孩子带领至机构大门处，排好队，等待家长接孩子。3 岁的小希看到站在马路对面的妈妈，趁保育人员管理其他孩子排队的间隙，小希突然离队跑向妈妈。一辆行驶速度并不快的小轿车刚好从一侧驶来，司机看到有小孩就马上踩了刹车。但是，由于太突然，车辆距离小希较近，小希还是被小轿车撞倒了。

被撞的小希倒在马路上，一动不动。托育机构门前陷入了一片混乱。保育人员和保安人员待在原处，不知道怎么做。小轿车的司机马上拨打了 120 急救电话，急救车将小希送到医院进行救治。小希被诊断为硬膜外血肿，经过手术治疗后，小希住院一周后出院。

1. 原因分析

（1）托育机构出入口环境存在安全隐患。案例中托育机构出入口的道路交通环境较为混乱，没有与车辆隔离的安全等候区。

（2）托育机构接送幼儿管理制度不健全。没有建立和实施分时段、分区域的接送幼儿制度，易造成混乱，发生安全事故。

（3）工作人员应对婴幼儿交通安全事故的能力不足。对突发的婴幼儿伤害事故缺乏准备。

2.预防建议

（1）健全托育机构接送婴幼儿的管理制度。根据托育机构婴幼儿数量、环境条件、接送方式等制定分时段、分班次的婴幼儿接送制度，避免人员、车辆聚集。

（2）加强托育机构接送婴幼儿阶段工作人员配置，提升对婴幼儿的照护能力。

（3）提升环境安全。在机构内靠近出入口处，划定安全区域，给婴幼儿提供安全的等候环境。将托育机构出入口与道路进行隔离，防止婴幼儿自行冲入道路。

（4）加强对幼儿道路安全宣传教育。根据幼儿认知和学习能力教授其最基本的交通安全知识。

九、婴幼儿伤害的应急救护

婴幼儿受伤后的紧急处置应遵循通用的应急救护原则与程序，同时注意救护婴幼儿的技术方法和注意事项。

（一）婴幼儿应急救护的目的和原则

1. 应急救护的目的

在现场采取任何急救措施的首要目的是挽救婴幼儿的生命，尽可能防止伤病继续发展和产生继发损伤，避免伤残和死亡。此外，救护要有利于后期治疗和身心康复。

2. 应急救护的原则

当婴幼儿生命体征异常或遭受伤害时，要及时给予合理救护。施救者要尽量保持镇静，避免惊慌失措，随时观察婴幼儿生命体征，等待医疗专业急救人员到来，或尽快送往医院救治。

（1）保证安全，做好自我防护

发生伤害事故的现场可能存在多种危险因素，救护时首先要确认周围环境是否安全。例如，发现婴幼儿触电时要先切断电源再施救。如果现场存在潜在的危险（如爆炸等），应立即将婴幼儿转移到安全地点再施救。其次，救护时，施救者要做好个人防护，避免发生危险或被病原体感染。

（2）及时、合理施救

如果现场伤病员较多，施救者应根据伤病的轻重程度合理救护，遵循"先救命，后治伤"的原则实施救护。

（3）注重救护现场的多人协作

在救护现场，为提高救护的效率，施救者要尽量争取周围人的帮助。例如，在自己施救的同时请其他人帮忙拨打急救电话或呼救、取来附近的急救用品和设备，请围观者共同照护好现场的婴幼儿，维护好现场秩序等。

（4）心理支持

受伤婴幼儿可能表现出恐惧、烦躁不安等情绪，施救者在救护伤病的同时，也要采取措施照护好他们的情感。

（二）婴幼儿应急救护的程序

1. 检查意识

施救者用双手轻拍幼儿双肩，或拍打婴儿足底，同时大声呼唤，观察婴幼儿是否有反应。如果没有反应，即可以认为意识丧失，要立即呼救；如果有反应，应继续检查伤病情况。

2. 检查气道

对没有意识的婴幼儿，要注意保持其气道通畅，检查有无呼吸或异常呼吸。

3. 检查呼吸

检查呼吸的方法包括倾听婴幼儿有无呼吸声、观察婴幼儿胸腹部有无起伏和施救者的面颊能否感受到婴幼儿呼吸所产生的气流，用时不超过 10 秒钟。

4. 检查循环

如果婴幼儿无意识、无呼吸或呈叹息样呼吸，要立即开始心肺复苏。如果婴幼儿有呼吸，继续检查伤病情况，注意有无外伤及出血，采取相应救护措施。

5. 检查清醒程度

在施救过程中，要随时检查婴幼儿的意识状态，判断伤情是否发生变化。

6. 详细检查伤情

在婴幼儿情况较平稳、现场环境许可的情况下，充分暴露受伤部位，以便进一步检查和处理。检查部位包括头部（眼、耳、鼻、口）、颈部、胸部、腹部、上肢、下肢、骨盆和脊柱等。

（三）婴幼儿院前急救常用技术

1. 心肺复苏 ①

心肺复苏（Cardiopulmonary Resuscitation，CPR）是最基本和最重要的抢救呼吸、心脏骤停患者生命的方法，可以通过徒手、辅助设备及药物来实施，以维持人工循环、呼吸和纠正心律失常。如果怀疑婴幼儿发生心搏骤停，应当按照以下步骤救护。

（1）确认环境安全，做好自我防护

施救者要快速观察周围环境，判断是否存在潜在危险，并采取相应的防护措施。

（2）判断意识及反应

施救者用双手轻拍患儿的双肩或足底，俯身在其两侧耳边高声呼唤，判断患儿有无反应，如果患儿无反应，可判断为无意识（图1、图2）。

---

① 本流程遵循红十字会与红新月会国际联合会《2020 国际急救、复苏和教育指南》技术要求，对于婴幼儿实施心肺复苏的流程为"开放气道""人工呼吸"和"胸外按压"。美国心脏协会（AHA）《心肺复苏及心血管急救指南》中对婴幼儿实施心肺复苏的操作顺序依次为"胸外按压""开放气道"和"人工呼吸"。

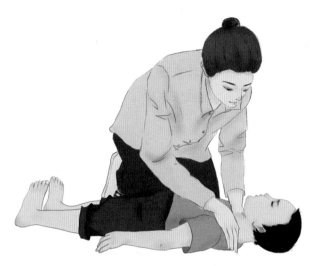

图 1　拍打双肩判断幼儿意识

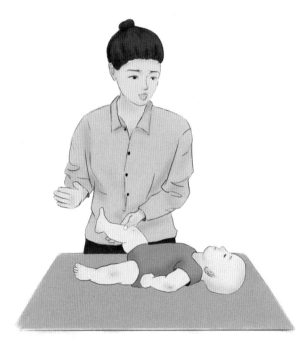

图 2　拍打足底判断婴儿意识

（3）检查呼吸

将患儿置于坚硬平坦的平面上，并使其处于仰卧位，用"听、看、感觉"的方法检查患儿呼吸，判断时间不超过10秒（图3）。如果患儿无呼吸或叹息样呼吸，提示发生了心搏骤停。

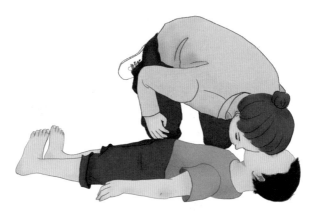

图3　观察幼儿呼吸

（4）呼救并取得自动体外除颤器（Automated External Defibrillator，AED）

如果患儿无意识、无呼吸（或叹息样呼吸），立即向周围人求助，拨打120急救电话，并取来附近的AED。如果独自一人施救而无法同时呼救（如拨打手机），在实施心肺复苏1分钟后进行呼救，拨打120急救电话，并取来附近的AED。

（5）开放气道

检查口腔有无异物，如有异物将其取出。用仰头举颏法开放气道，使幼儿下颌角及耳垂的连线与水平面约呈60°角，婴儿下颌角及耳垂的连线与水平面约呈30°角（图4、图5）。

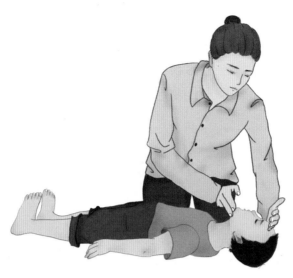

图 4　打开幼儿气道

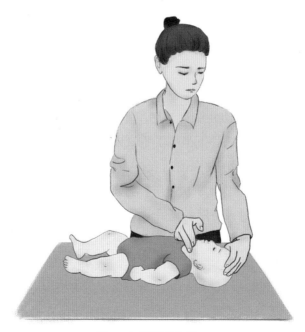

图 5　打开婴儿气道

（6）人工呼吸

施救者用嘴罩住幼儿的嘴，用放在前额手的拇指和食指捏住幼儿的鼻翼，吹气 2~5 次，每次约 1 秒，吹气时应见胸廓隆起（图 6）。如果是婴儿，则用嘴罩住婴儿的口和鼻。

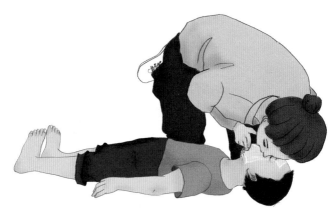

图 6　对幼儿进行人工呼吸

（7）胸外按压

施救者暴露幼儿胸部，用单手掌根在幼儿胸部正中、两乳头连线中点（胸骨下半部）垂直向下按压（图 7~图 9）。确保按压深度至少为胸廓前后径的 1/3（约 5 厘米），按压频率 100~120 次 / 分，保证每次按压后胸廓完全恢复原状。

按压婴儿时，使用一只手的两根手指（如中指和无名指或中指和食指）垂直按压胸部正中、两乳头连线下方水平（胸骨下半部）（图 10），确保按压深度至少为胸廓前后径的 1/3（约 4 厘米），按压频率 100~120 次 / 分，保证每次按压后胸廓完全恢复原状。婴儿双人复苏时，建议采用双手环抱双拇指按压的方法进行胸外按压。

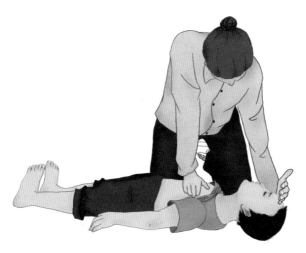

图 7　对幼儿进行胸外按压正面图

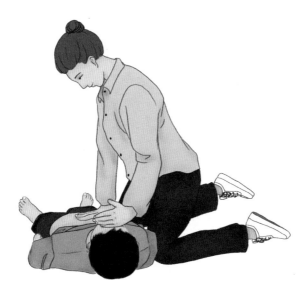

图 8　对幼儿进行胸外按压侧面图

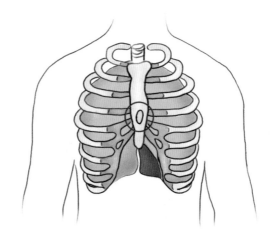

图 9　按压位置示意

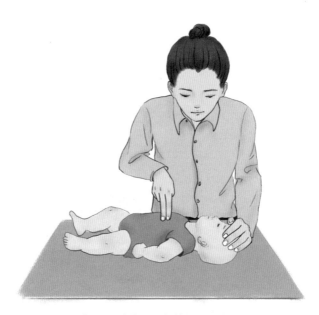

图 10　对婴儿进行按压正面图

（8）循环做胸外按压和人工呼吸

单人复苏时，胸外按压和人工呼吸的比例是 30：2；如果现场有两个人施救，按照 15：2 的比例进行胸外按压和人工呼吸。约 2 分钟（单人施救每 5 个循环，双人施救每 10 个循环）评估患儿的呼吸和脉搏。

（9）尽快电除颤

①打开 AED 电源，按照语音提示操作。

②贴电极片。8 岁以下儿童应使用儿童电极片，或者使用 AED 的儿童模式，婴儿应首选手动除颤器。如果没有，可以使用成人标准 AED。按照电极片上的图示，将电极片紧贴于患儿裸露的胸部，一片电极片贴在患儿胸前正中，另一片电极片贴在患儿背后左肩胛处（图 11）。

③ AED 分析心律。施救者语言示意周围人不要接触患儿，等待 AED 分析心律，以确定是否需要电击除颤。

④如果 AED 提示需要电击、准备除颤的指示，施救者应等待 AED 充电完成，按下"电击"按钮除颤。此期间应确保所有人员未接触患儿。

⑤除颤后立即实施胸外按压和人工呼吸，约 2 分钟后，AED 将再次自动分析心律情况，遵循 AED 的语音提示操作，直到患儿恢复心搏和自主呼吸，或专业急救人员到达现场。

⑥如果 AED 提示不需要电除颤，根据情况决定是否继续实施心肺复苏。

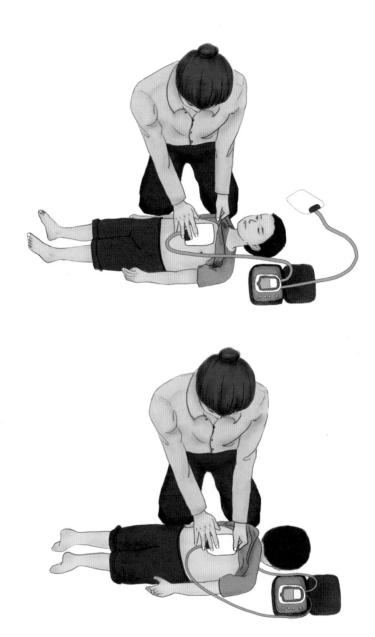

图 11　贴 AED 电极片（胸前正中贴一片，背后左肩胛处贴一片）

（10）复原体位

如果患儿的心搏和自主呼吸已经恢复，将患儿置于复原体位（稳定侧卧位），随时观察患儿生命体征，保持气道通畅，并照护患儿，等待专业急救人员到来。

2. 止血

轻微外伤是婴幼儿常见的伤害，如摔倒导致皮肤擦伤、划伤、扎伤等。其特点是伤口小、损伤表浅，出血少或只是渗血。处理伤口前，施救者先将自己的双手洗净，如果条件允许，戴上一次性医用手套。用干净的流动水冲洗婴幼儿的伤口，再用干净柔软的纱布或毛巾擦干伤口周围，用创可贴或干净的纱布包扎伤口。

伤口出血较多时，需要立即做止血处理。压迫止血法是最直接、快速、有效、安全的止血方法，可用于大部分外出血的止血，操作步骤和要点如下：

（1）快速检查伤口内有无异物，如有表浅的小异物（例如沙土），先将异物取出或用干净水把异物冲洗掉。

（2）将干净的纱布或其他布料作为敷料覆盖在伤口上，覆盖伤口的敷料应超过伤口周边3~5厘米（图12），用手直接按压伤处止血，按压要持续有力（图13）。

（3）如果敷料浸透，不要更换，用另一块敷料覆盖在原有敷料上继续压迫止血。

（4）用绷带或布条缠绕敷料加压包扎（图14）。

（5）随时观察伤肢末梢血液循环。

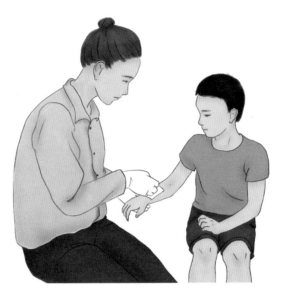

图 12　用敷料覆盖伤处

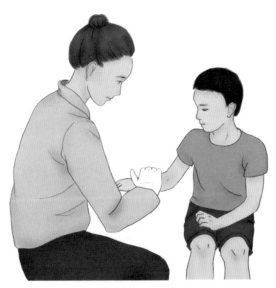

图 13　用力压迫伤处止血

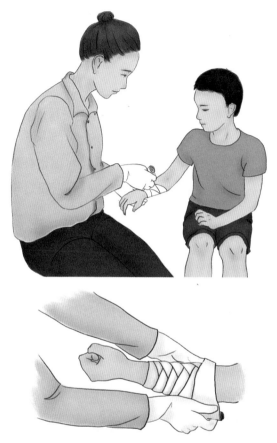

图 14　加压包扎伤口

3. 骨折固定

由于受直接外力（撞击、机械碾伤）、间接外力等原因的作用，使骨的完整性和连续性发生改变，称为骨折。

可以通过婴幼儿致伤原因和症状，初步判断是否发生了骨折。骨折的症状包括疼痛、肿胀、功能障碍和畸形。及时、正确的骨折固定，可以减少伤者的疼痛，避免损伤骨折处的周围组织、血管和神经，减少出血和肿胀，防止闭合性骨折转化为开放性骨折，便于搬运伤者。

根据骨折部位和现场条件，采取不同的固定方法。操作步骤和要点包括：

（1）将婴幼儿置于适当的体位，在夹板与皮肤、关节、骨突出部位之间加衬垫，固定时操作要轻柔。

（2）先固定骨折的近心端（上端），再固定骨折的远心端（下端），绑带不能系在伤处，骨折两端分别固定至少两条固定带。

（3）如前臂和小腿的骨折，处置时最好在伤处的两侧放置夹板固定，以防止肢体旋转，同时，有效避免骨折断端相互接触（图15、图16）。

（4）情况允许时，上肢固定为屈肘位，下肢固定为伸直位（图17）。

（5）应当露出肢体末端，便于检查末梢血液循环。

处理骨折时还需注意，尽量不要移动婴幼儿，除非现场有

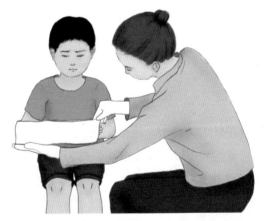

图15　前臂骨折用夹板固定，夹板置于前臂内外两侧

危险。如果是开放性骨折，不要将骨折断端送回伤口内，要先止血，再包扎和固定骨折部位。固定骨折部位后，可用毛毯、被子、枕头或其他较软且厚的衣物等，堆放在伤处的两侧，使婴幼儿处于舒适的体位。密切观察婴幼儿的意识、呼吸和脉搏。

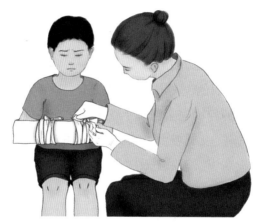

图 16　用绑带固定夹板

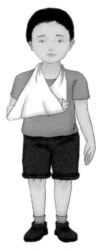

图 17　用大悬臂带悬吊伤肢

（四）常见婴幼儿伤害的紧急处理

1. 婴幼儿气道异物梗阻的紧急处理

（1）评估现场环境是否安全。

（2）快速评估患儿。婴幼儿在嬉闹时吃零食或将小玩具放入口中，都容易引起气道异物梗阻。气道被部分堵塞（不完全性气道梗阻）时，婴幼儿可以咳嗽、说话或者发出声音，可能伴有呼吸困难，面色、皮肤等可正常或有口唇青紫的情况。

当有较大的异物完全堵塞了气道（完全性气道梗阻）时，婴幼儿不能发声、无效咳嗽（咳嗽没有声音），面色青紫，短时间内即可丧失意识。如果不及时解除梗阻，婴幼儿很快可因缺氧而死亡。

（3）发生气道异物梗阻时，迅速呼叫其他人员帮忙，必要时拨打120急救电话。

（4）解除气道梗阻。

如果婴幼儿表现出轻度的气道梗阻症状，可暂时不做现场处理，观察其咳嗽情况，密切关注症状变化，如有必要，尽快拨打120或送往医院。如果婴幼儿表现为严重的气道梗阻，但意识清醒，应当立即拨打120急救电话，并根据情况采取背部叩击、胸部按压或腹部冲击等方法实施现场救治。

1）对于1岁以下的婴儿，使用背部叩击法（图18）和胸部按压法（图19），操作方法如下：

①施救者呈坐位或蹲位，将婴儿脸朝下抱起，用一只手保护婴儿头颈部，将其呈头低臀高位置于施救者前臂上。

②然后用另一手掌根用力在婴儿的两肩胛骨之间叩击5次

（如果在叩击过程中听见婴儿的哭声，提示气道梗阻解除，可停止施救）。

③背部叩击完成后，施救者将叩击的手置于婴儿背部并托住其头部，用两手臂夹住婴儿，使其翻转为仰卧位，注意保持婴儿呈头低臀高位，可用同侧大腿支撑。

④施救者用一只手的中指和无名指（或食指）并拢，在婴儿胸部正中、两乳头连线下方快速向下用力按压 5 次（如果在按压过程中听见婴儿发出哭声，提示气道梗阻解除，可停止施救）。

背部叩击法和胸部按压法实施完毕后，可小心查看婴儿口腔中有无可见的异物，如有，小心取出；如没有，且婴儿神志清楚但呼吸困难未解除，则继续按照上述方法施救（图 20）。其间，注意避免盲目使用手指清理呼吸道。

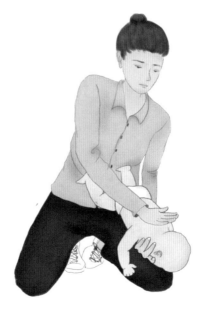

图 18　婴儿背部叩击

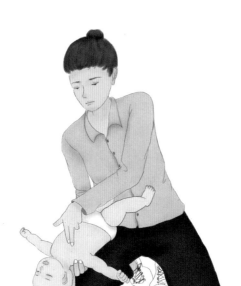

图 19　婴儿胸部按压

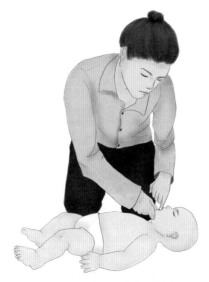

图 20　取婴儿口腔中的异物

2）对于 1 岁以上的幼儿，使用背部叩击法（图 21）和腹部冲击法（图 22），操作方法如下[①]：

①施救者跪在幼儿身后，用一只手支撑幼儿胸部，让幼儿前倾（腰部向前弯曲），利于异物从口中排出，而不是顺呼吸道下滑。

②用另一只手的掌根在幼儿两肩胛骨之间用力叩击 5 次。

③每次叩击后检查气道梗阻是否解除，如果解除，不必做满 5 次。

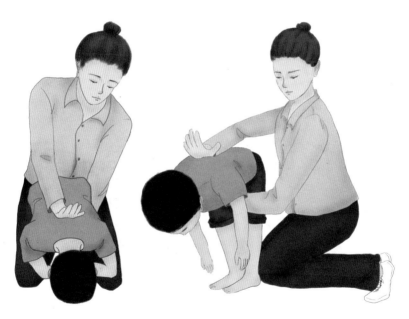

图 21　幼儿背部叩击

① 本流程遵循红十字会与红新月会国际联合会《2020 国际急救、复苏和教育指南》技术要求，对于 1 岁以上幼儿气道异物梗阻的现场救护采用背部叩击和腹部冲击相结合的方法。美国心脏协会（AHA）《心肺复苏及心血管急救指南》中对于 1 岁以上幼儿气道异物梗阻的现场救护采用腹部冲击法。

　　④当背部叩击不能解除幼儿气道梗阻时，立即实施腹部冲击。施救者单膝跪在幼儿身后，用双臂环绕幼儿腰部，让其弯腰前倾。

　　⑤施救者一只手握拳，握拳手的虎口紧抵幼儿剑突和肚脐之间，另一只手包住该拳，用力快速向内、向上冲击。

　　⑥如果在冲击过程中患儿可以发声或呼吸困难缓解，提示梗阻解除。

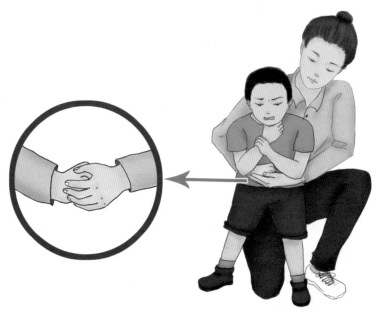

图22　幼儿腹部冲击

　　气道梗阻解除后，即使看起来状态良好的婴幼儿，也应该尽快带其去医院进行检查。

　　婴幼儿在救治过程中一旦出现意识不清，应立即小心地将其移到一个坚硬的平面上或将其平放在地上，尽快开始心肺复苏（图23）。

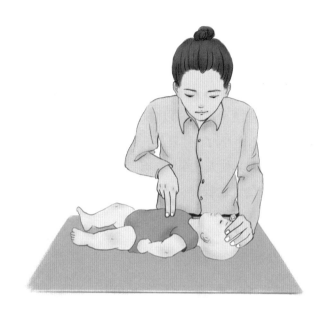

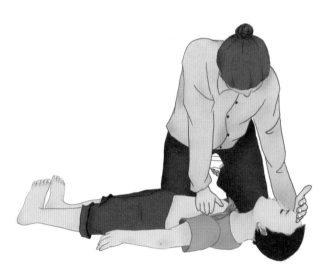

图 23　心肺复苏

2. 婴幼儿跌倒伤的紧急处理

（1）评估现场环境是否安全。

（2）快速评估伤情。按照现场应急救护的程序检查婴幼儿伤情，针对伤情给予救护。如果有出血应立即止血；怀疑发生骨折应制动，尽量减少搬动，以防二次损伤；如果婴幼儿无意识、无呼吸，应立即开始心肺复苏。

（3）迅速呼叫其他人员帮忙，必要时拨打120急救电话。

（4）注意婴幼儿的保暖，如果婴幼儿有意识，要注意安抚其情绪，减少恐惧，利于其配合急救。

3. 婴幼儿烧烫伤的紧急处理

（1）评估现场环境是否安全。

（2）快速评估伤情。烧烫伤造成组织局部损伤，轻者损伤皮肤，出现肿胀、水疱、疼痛；重者皮肤烧焦，甚至血管、神经、肌腱等同时受损。呼吸道也可被灼伤。

（3）根据伤情进行处理：立即用冷水（15~25℃）持续冲洗（或浸泡）伤处降温至少10分钟，或直至疼痛缓解（图24）；避免用冰块直接冷敷，特别是烧伤面积较大时（20%以上）。迅速脱下或剪开伤处的衣物，切不可强行剥除。

未产生水疱的较轻的烧烫伤可涂外用烧烫伤药膏。出现水疱的烧烫伤不要刺破表皮水疱，不要在创面上涂任何药膏，应用清洁敷料（如纱布、毛巾等）覆盖伤部（尽量不使用易掉毛的布料），以保护创面，防止感染。

（4）必要时送往医院救治。大面积烧伤或严重烧伤时，应尽快转送到有救治能力的医院治疗。

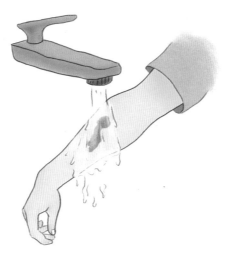

图24　用自来水冲洗烧烫伤处

烫伤处理应遵循
"冲、脱、泡、盖、送"原则

　　冲： 应尽快用洁净冷水轻轻冲洗或浸泡创面一段时间，以便迅速释放接触皮肤的热量，减少热量向深层组织扩散，减轻局部渗出，避免或减少水疱的形成，但不要用冰块直接接触创面冰敷。不要涂抹酱油、牙膏、蛋清、盐、酱油、醋或不洁净冷水等，以免感染。

　　脱： 不要用力撕扯创面粘连的衣物，以免把表皮同衣物一起撕下，可在充分冲洗或浸泡后，小心除去或剪开创面粘连或邻近紧身衣物。不要挑破水疱，保持表皮的完整能降低感染风险。

　　泡： 如果疼痛明显，可浸泡在冷水中一段时间，但要注意浸泡时间和水温，避免体温下降过度。

盖：用清洁的纱布、毛巾、棉布、保鲜膜等轻轻覆盖创面，但注意不能用药棉或有绒毛的布直接覆盖创面。

送：及时送往具备烧烫伤急救能力的医疗卫生机构。如果烧伤状况已危及生命，应尽早实施心肺复苏等急救措施。

（资料来源：摘自《儿童烧烫伤预防七大策略》）

4. 婴幼儿溺水的紧急处理

（1）评估现场环境是否安全，必要时呼叫其他人帮忙，拨打120急救和119消防报警电话。

（2）对于在浴缸、小水池等环境中溺水的婴幼儿，应直接将其抱起，使其脱离水体。

（3）对于需要下水救助的婴幼儿，受过水域救援训练者应在确保自身安全的前提下施救，使其尽快脱离水体。

（4）溺水婴幼儿脱离水体后，根据伤情进行处理。在不影响急救的前提下尽快擦干身体，清理口鼻异物，溺水婴幼儿无须控水（图25）。如果婴幼儿无意识、有呼吸，将其摆放于稳定的侧卧位；如果婴幼儿无意识、无呼吸，立即开放气道，进行2~5次人工呼吸后，给予心肺复苏，直到恢复心跳或专业急救人员到达。

（5）溺水婴幼儿无论病情轻重，均应到医院进一步诊疗，防止潜在的健康损害。

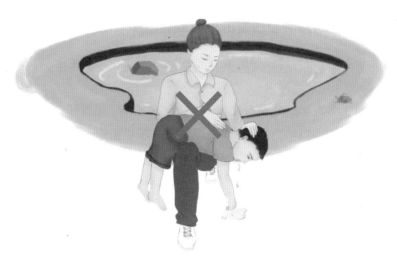

图 25　溺水儿童无须控水

5. 婴幼儿中毒的紧急处理

（1）评估现场环境是否安全，做好自我防护，尤其是救护气体中毒的婴幼儿时危险最大。

（2）迅速将中毒的婴幼儿脱离中毒环境，发生气体中毒时，人员要向上风方向移动。

（3）注意保持婴幼儿呼吸道通畅。

（4）口服中毒的婴幼儿最好呈左侧卧位。

（5）婴幼儿吞咽协调功能发育不完善，禁止催吐，防止药物、食物、胃液返流引起呛咳和窒息。

（6）清除残留毒素，皮肤污染者应迅速脱去受污染的衣物，用大量流动的清水冲洗，污染眼睛者注意冲洗眼睛。

（7）保留好相关物品，如剩余药物、洗洁精、干燥剂，或药瓶、药盒等供医学检测和做出明确诊断。

（8）立即拨打 120 急救电话，或及时送往医院救治。

6. 婴幼儿异物伤害的紧急处理

（1）气道异物：参见第 98 页"气道异物梗阻的处理"。

（2）消化道异物：

1）多数婴幼儿没有症状，少数可表现为难以吞咽食物、流口水、颈部或胸部疼痛，或出现咳嗽、呼吸困难、呼吸时伴喉咙部杂音。照护者如发现婴幼儿出现这些症状，应高度怀疑婴幼儿食入异物。

2）如果照护者目睹了婴幼儿吞咽异物，或被告知婴幼儿吞咽了异物，不要尝试自行抠出异物。吞咽的异物一般位于消化道中，但有时会因活动而再次落入气道。

3）对于吞入异物的婴幼儿，要密切观察其表现，立即拨打 120 急救电话或送往医院救治，送医过程中注意保持婴幼儿安静、稳定，避免剧烈颠簸和身体活动。

（3）入鼻、入耳异物：异物刚进入鼻腔时通常停留在入口处，此时要及时安抚婴幼儿情绪，引导其尽量用嘴呼吸。不要尝试自行取出进入鼻腔或外耳道的异物，同时，要看管好婴幼儿，避免其抠鼻、抠耳，这样可能把异物推向鼻腔或外耳道深处，造成更大的危险和伤害。应当立即拨打 120 急救电话或送往医院救治。

（4）异物损伤肢体：当有较大异物扎入肢体时，不能自行拔出异物，应先固定异物，防止造成更大伤害，拨打 120 急救电话或送往医院救治（图 26）。

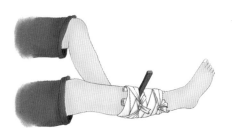

图 26　固定扎入小腿的较大异物

7. 婴幼儿道路交通伤害的紧急处理

（1）紧急呼救，拨打 110/122/120/119 报警或急救电话。

（2）评估现场环境是否安全，做好自我防护，防止溜车、爆炸等引起伤害。

（3）切勿立即移动受伤的婴幼儿及其他伤者，除非处境十分危险，如事故车辆有着火、爆炸的可能。

（4）关闭事故车辆引擎，打开危险报警闪光灯，拉紧手刹或用石块固定车辆，防止滑动；摆放三角警示牌。

（5）在救护过程中，要保护事故现场，以便给事故责任划分提供可靠证据。

（6）遵循"先救命、后治伤"原则，争分夺秒抢救危重伤员。查看伤员的伤情，大出血者立即止血包扎，脊柱损伤者不能拖、拽、抱，避免脊柱受损或损伤加重而导致截瘫，非失血原因导致的心搏骤停者立即进行心肺复苏。

（7）如果可能，立即将伤者送往医院。

附　　录

附录1　托育机构伤害预防相关政策法规、标准规范清单

- 《托育机构婴幼儿伤害预防指南（试行）》
- 《托育机构保育指导大纲（试行）》
- 《托育机构设置标准（试行）》
- 《托育机构管理规范（试行）》
- 《托儿所、幼儿园建筑设计规范（2019年版）》
- 《托育机构负责人培训大纲（试行）》
- 《托育机构保育人员培训大纲（试行）》
- 《托育机构登记和备案办法（试行）》
- 《托育机构消防安全指南（试行）》
- 《托育从业人员职业行为准则（试行）》
- 《托儿所幼儿园卫生保健工作规范》

附录 2 《托育机构婴幼儿伤害预防指南（试行）》

托育机构婴幼儿伤害预防指南（试行）

为贯彻落实《国务院办公厅关于促进 3 岁以下婴幼儿照护服务发展的指导意见》（国办发〔2019〕15 号）精神，我委依据《托育机构设置标准（试行）》和《托育机构管理规范（试行）》（国卫人口发〔2019〕58 号）、《托儿所、幼儿园建筑设计规范（2019 年版）》《儿童伤害预防与控制工作指南》等，组织编写了《托育机构婴幼儿伤害预防指南（试行）》。本指南适用于经有关部门登记、卫生健康部门备案，为 3 岁以下婴幼儿提供全日托、半日托、计时托、临时托等托育服务的机构。

伤害是儿童面临的重要健康威胁，造成了沉重的疾病负担。婴幼儿伤害的发生与其自身生理和行为特点、被照护情况、环境等诸多因素有关。常见的伤害类型包括窒息、跌倒伤、烧烫伤、溺水、中毒、异物伤害、道路交通伤害等。大量证据表明，伤害不是意外，可以预防和控制。

托育机构应当最大限度地保护婴幼儿的安全健康，切实做好伤害防控工作，建立伤害防控监控制度，制定伤害防控应急预案，重点开展五方面工作：第一，根据现有法律和相关规定要求，落实安全管理的主体责任，健全细化安全防护制度，认真执行各项安全措施。第二，排查并去除托育机构内环境安全隐患，提升环境安全水平。第三，规范和加强对婴幼儿的照护。第四，开展针对工作人员、家长以及幼儿的伤害预防教育和技能培训。第五，加强对工作人员的急救技能培训，配备基本的急救物资。

本指南主要针对窒息、跌倒伤、烧烫伤、溺水、中毒、异物伤害、道路交通伤害等 3 岁以下婴幼儿常见的伤害类型，为托育机构管理者和工作人员在安全管理、改善环境、加强照护等方面开展伤害预防提供技术指导和参考。

一、婴幼儿窒息预防

窒息是指呼吸道内部或外部障碍引起血液缺氧的状态。常见的婴幼儿窒息原因包括被床上用品、成人身体、塑料袋等罩住口鼻；吸入和咽下食物、小件物品、呕吐出的胃内容物等阻塞气道；绳带等绕颈造成气道狭窄；长时间停留在密闭空间导致缺氧；等等。

（一）安全管理。

制定和落实预防婴幼儿窒息的管理细则，主要内容包括：婴幼儿生活环境和娱乐运动设备导致窒息风险的定期排查和清除；婴幼儿睡眠、喂养照护与管理；婴幼儿服饰、玩具安全管理；工作人员预防婴幼儿窒息的安全教育和技能培训。

（二）改善环境。

1. 将绳带、塑料袋、小块食物、小件物品等可造成婴幼儿绕颈或窒息的物品放在婴幼儿不能接触的位置。

2. 使用玩具、儿童用品等前后，检查有无零件、装饰物、扣子等破损、脱落或丢失。

3. 排除护栏、家具、娱乐运动设备中可能卡住婴幼儿头颈部的安全隐患。

4. 在橱柜、工具房等密闭空间设置防护设施，防止婴幼儿进入。

（三）加强照护。

1. 婴幼儿睡眠时，检查其口鼻是否被床上用品、衣物等覆盖，并及时清除。

2. 不喂食易引起窒息的食物；婴幼儿进食时保持安静，避免跑跳、打闹等行为。

3. 婴幼儿在娱乐运动设备上玩耍时，加强照护，避免拉绳、网格等造成窒息。

二、婴幼儿跌倒伤预防

跌倒伤是指一个人因倒在地面、地板或其他较低平面上的非故意事件造成的身体损伤。常见的婴幼儿跌倒伤原因包括：滑倒；从家具、楼梯或娱乐运动设备上跌落；从阳台坠楼；等等。婴幼儿正处于运动能力的发展过程中，跌倒较常见，托育机构应加强防护，预防婴幼儿跌倒伤。

（一）安全管理。

制定和落实预防婴幼儿跌倒伤的管理细则，主要内容包括：严格执行《托儿所、幼儿园建筑设计规范（2019 年版）》相关条文；婴幼儿生活环境和娱乐运动设备跌倒伤风险的定期排查和清除；婴幼儿玩耍娱乐、上下楼、睡眠等活动的安全照护与管理；婴幼儿服饰、玩具安全管理；工作人员预防婴幼儿跌倒伤的安全教育和技能培训。

（二）改善环境。

1. 地面应平整、防滑、无障碍、无尖锐突出物，并宜采用软质地坪；清除可能绊倒婴幼儿的家具、电线、玩具等物品。

2. 楼梯处装有楼梯门，确保婴幼儿不能打开。

3. 规范安装娱乐运动设备，设备周围地面使用软质铺装。

4. 婴幼儿床有护栏。

5. 在窗户、楼梯、阳台等周围不摆放可攀爬的家具或设施。

6. 墙角、窗台、暖气罩、窗口竖边等阳角处应做成圆角，家具选择圆角或使用保护垫。

（三）加强照护。

1. 工作人员与家长沟通，为婴幼儿选择适宜活动的鞋、衣服等服饰。

2. 为婴幼儿换尿布、衣物时，工作人员应专心照护，始终与其保持近距离，中途不能离开。

3. 婴幼儿使用娱乐运动设备过程中或上下楼梯时，工作人员应加强照护，与其保持较近距离并确保婴幼儿在视线范围内。

4. 婴幼儿玩耍运动前，对玩耍运动环境、设备设施进行安全性检查。

三、婴幼儿烧烫伤预防

烧烫伤是由热辐射导致的对皮肤或者其他机体组织的损伤，包括皮肤或其他组织中的部分或全部细胞因热液（烫伤）、热的固体（接触烧烫伤）、火焰（烧伤）等造成的损伤以及由放射性物质、电能、摩擦或接触化学物质造成的皮肤或其他器官组织的损伤。常见的婴幼儿烧烫伤原因包括热粥、热水等烫伤，取暖设备等烫伤，蒸汽高温等烫伤，火焰烧伤，等等。

（一）安全管理。

制定和落实预防婴幼儿烧烫伤的管理细则，主要内容包括：严格执行《托儿所、幼儿园建筑设计规范（2019 年版）》相关条文；婴幼儿生活环境烧烫伤风险的定期排查和清除；婴幼儿进食、玩耍娱乐、洗浴清洁等活动照护与管理；婴幼儿玩具用品、电器、取暖设备安全管理；工作人员预防婴幼儿烧烫伤的安全教育和技能培训。

（二）改善环境。

1. 设置热水器出水最高温度应低于 45 摄氏度。

2. 设置专门区域存放热水、热饭菜、温奶器、消毒锅等物品，专用房间放置开水炉，并设置防护措施防止婴幼儿接触；使用门栏或护栏等防止婴幼儿误入厨房、浴室等可能造成烧烫伤的区域。

3. 桌子、柜子不使用桌布等覆盖物，以避免婴幼儿拉扯桌布，热源物倾倒、坠落。

4. 化学用品、打火机、火柴等物品专门保管并上锁；不使用有明火的蚊香驱蚊。

（三）加强照护。

1. 婴幼儿饮食、盥洗前检查温度。

2. 加热、取放热物时观察周围有无婴幼儿，避免因碰撞、泼洒造成烫伤。

3. 安全使用暖水袋等可能造成婴幼儿烫伤的用品。

四、婴幼儿溺水预防

溺水为一个因液体进入而导致呼吸损伤的过程。常见的婴幼儿溺水地点包括：浴缸、水盆、水桶等室内设施；池塘、游泳池等室外场所。

（一）安全管理。

制定和落实预防婴幼儿溺水的管理细则，主要内容包括：婴幼儿生活环境溺水风险的定期排查和清除；婴幼儿洗浴清洁、玩耍等活动照护与管理；工作人员预防婴幼儿溺水的安全教育和技能培训。

（二）改善环境。

1. 托育机构内的池塘、沟渠、井、鱼缸、鱼池、涉水景观等安装护栏、护网。

2. 水缸、盆、桶等储水容器加盖，并避免婴幼儿进入储水容器所在区域。使用完水池、浴缸、盆、桶后及时排水。

（三）加强照护。

1.保持婴幼儿在工作人员的视线范围内，避免婴幼儿误入盥洗室、厨房、水池边等有水区域。

2.婴幼儿在水中或水边时，工作人员应专心照护，始终与其保持近距离，中途不能离开。

五、婴幼儿中毒预防

中毒是指因暴露于一种外源性物质造成细胞损伤或死亡而导致的伤害。常见的毒物包括：农药、药物、日用化学品、有毒植物、有毒气体等。本指南的中毒指急性中毒，不包括慢性中毒。

（一）安全管理。

制定和落实预防婴幼儿中毒的管理细则，主要内容包括：婴幼儿生活环境中毒风险的定期排查和清除；婴幼儿安全用药；工作人员预防婴幼儿中毒的安全教育和技能培训。

（二）改善环境。

1.将药物、日用化学品等存放在婴幼儿无法接触的固定位置。

2.规范使用消毒剂、清洁剂。

3.使用煤火取暖的房间应有窗户、风斗等通风结构，并保证正常工作；正确安装、使用符合标准的燃气热水器。

4.托育机构内不种植有毒植物，不饲养有毒动物。

（三）加强照护。

1.玩具及生活用品应安全无毒，同时工作人员要关注婴幼儿的啃咬行为，避免婴幼儿因啃咬而导致中毒。

2.避免有毒食物引起婴幼儿中毒，例如有毒蘑菇、未彻底加热煮熟的扁豆等。

六、婴幼儿异物伤害预防

异物伤害是指因各种因素导致异物进入体内，并对机体造成一定程度损伤，出现了各种症状和体征，如食道穿孔、气道梗阻、脑损伤等。婴幼儿异物伤害多因异物通过口、鼻、耳等进入身体造成损伤，常见的异物包括：食物、硬币、尖锐异物、电池、小磁铁、气球、玩具零件及碎片等。

（一）安全管理。

制定和落实预防婴幼儿异物伤害的管理细则，主要内容包括：婴幼儿生活环境异物伤害风险的定期排查和清除；婴幼儿饮食、玩耍等活动照护与管理；婴幼儿食物、玩具、儿童用品安全管理；工作人员预防婴幼儿异物伤害的安全教育和技能培训。

（二）改善环境。

1.将硬币、电池、小磁铁、装饰品（例如项链、皮筋、耳环等）、文具（例如笔帽、别针）等小件物品放置在婴幼儿接触不到的区域。

2.使用玩具、儿童用品等前后，检查有无零件、装饰物、扣子等破损、脱落或丢失。

3.定期检查家具、娱乐运动设备有无易掉落的零件、装饰物（例如螺丝钉、螺母等），并固定。

（三）加强照护。

1.及时收纳可能被婴幼儿放入口、鼻、耳等身体部位的小件物品。

2.及时制止婴幼儿把硬币、电池等小件物品放入口、鼻、耳等身体部位的行为。

3.选择适龄玩具，不提供含有小磁铁、小块零件的玩具。

4.不提供易导致异物伤害的食物，如含有鱼刺、小块骨头的食物。

七、婴幼儿道路交通伤害预防

道路交通伤害是指道路交通碰撞造成的致死或非致死性损伤。道路交通碰撞是指发生在道路上至少牵涉一辆行进中车辆的碰撞或事件。

（一）安全管理。

制定和落实预防婴幼儿道路交通伤害的管理细则，主要内容包括：托育机构车辆安全要求和管理制度，携带婴幼儿出行安全管理制度；托育机构内车辆行驶、停放安全管理制度，运输婴幼儿出行车辆驾驶员的资质要求，儿童安全座椅安全使用要求；工作人员预防婴幼儿道路交通伤害的安全教育和技能培训。

（二）改善环境。

1.托育机构内将婴幼儿活动区域与车辆行驶和停靠区域隔离。

2.托育机构出入口设立专门安全区域。

3.托育机构出入口与道路间设置隔离设施。

（三）加强照护。

1.携带婴幼儿出行时，应严格遵守道路交通法规。

2.携带婴幼儿出行时，密切看管并限制婴幼儿随意活动。

3.携带婴幼儿出行时，给婴幼儿穿戴有反光标识的衣物。

4.婴幼儿乘坐童车出行时，规范使用童车安全带。

八、其他伤害预防

除上述伤害类型以外，还要注意动物伤、锐器伤、钝器伤、冻伤、触电等其他类型伤害的预防控制。托育机构应针对本地区 3 岁以下婴幼儿实际面临的伤害问题，开展伤害防控工作，最大限度地确保婴幼儿健康安全。

九、婴幼儿伤害紧急处置提示

1.日常加强工作人员的急救知识培训，掌握基本急救技能。

2.发生严重婴幼儿伤害时，立即呼救并拨打120。等待救援期间，密切关注婴幼儿的生命体征，在掌握急救技能的前提下先予以现场急救。

3.非严重婴幼儿伤害可先自行处置，并根据伤害情况决定是否送医。

4.通知监护人。

附件：托育机构急救物资配置建议

附件

托育机构急救物资配置建议

1.消毒物品：碘伏或碘伏棉签，酒精或酒精棉片，生理盐水或生理盐水湿巾、消毒湿巾。

2.包扎固定物品：纱布绷带、医用胶带、三角巾，有条件的可配备自粘绷带、止血带、网状弹力绷带、不同型号夹板等。

3.敷料：医用无菌纱布（大方纱、小方纱）、创可贴、干净方巾、棉签。

4.器械：医用剪刀、镊子、体温计、一次性无菌手套、安全别针。

5.常用药：退热药、抗生素软膏、补液盐、抗过敏药。

6.其他：手电筒、急救手册、急救电话卡、紧急联系卡、急救毯、冰袋、退热贴；有条件的可配备转运婴幼儿用的担架或平板。

资料来源：国家卫生健康委办公厅关于印发托育机构婴幼儿伤害预防指南（试行）的通知（国卫办人口函〔2021〕19号）

链接：http://www.nhc.gov.cn/rkjcyjtfzs/s7786/202101/156722 2bc858434086938509155575885.shtml

附录3 托育机构预防婴幼儿常见伤害照护要点汇总表

托育机构预防婴幼儿常见伤害照护要点汇总表

伤害类型	照护要点
预防所有类型伤害	1. 近距离照护婴幼儿。照护婴幼儿时与其保持较近距离，遇到危险时能及时保护婴幼儿
	2. 对婴幼儿照护不能间断。照护者要始终可以看到婴幼儿和听到婴幼儿声音，一刻不能离开，不能让婴幼儿处于没有成年人照护的状态下
	3. 照护婴幼儿时不分心。照护婴幼儿时不使用手机、聊天、看电视等
	4. 多名照护者同时照护婴幼儿时，应明确具体照护人和照护职责
	5. 不让未成年人照护婴幼儿
	6. 交接班时，婴幼儿从一个地点到另一个地点时要及时清点人数
	7. 不在患病、身体不适、饮酒，服用某些药物（如安眠药）的情况下照护婴幼儿
预防婴幼儿窒息	1. 婴幼儿入园时，检查婴幼儿是否随身携带可能引起窒息的食物或物品
	2. 婴幼儿睡眠时，必须有工作人员照护。发现婴幼儿以俯卧姿势睡觉时，应将其改为仰卧位；发现衣物、被褥、枕头等遮盖婴幼儿口鼻时，应及时调整
	3. 婴幼儿喂奶后或进食后应观察有无因呛奶、食物造成的窒息
	4. 不喂食坚果、果冻等易引起窒息的食品。如需食用坚果，可将其碾碎后食用
	5. 培养婴幼儿安静进食的习惯，避免在进食过程有跑、跳、哭、笑、打闹等行为
	6. 进食时间外，发现婴幼儿口内有东西时，及时排查并去除存在的窒息风险
	7. 给婴幼儿保暖时不过度包裹，给婴幼儿盖被时注意被子、衣物不要遮盖口鼻
	8. 幼儿在游乐设施上玩时，加强照护，避免因衣服绳带、拉绳、网格、挂钩等造成窒息

续表

伤害类型	照护要点
预防婴幼儿跌倒伤	1. 与家长沟通，为婴幼儿选择适宜活动的鞋、衣服等服饰
	2. 为婴幼儿换尿布、衣物时，应专心照护，始终与其保持近距离，中途不能离开
	3. 婴幼儿使用游乐设施过程中或上下楼梯时，应加强照护，与其保持较近距离并确保婴幼儿在视线范围内
	4. 婴幼儿玩耍运动前，对玩耍运动环境、设备设施进行安全性检查
	5. 及时制止和教育婴幼儿从高处跳下、爬高等危险行为
预防婴幼儿烧烫伤	1. 时刻关注幼儿的去向，避免幼儿进入厨房、备餐区、热水房等区域
	2. 将热的物体放在婴幼儿无法接触的固定位置
	3. 在婴幼儿饮食、盥洗前检查温度
	4. 加热、取放热物时观察周围有无婴幼儿，避免因碰撞、泼洒造成烫伤
	5. 安全使用暖水袋、暖宝宝等可能造成婴幼儿烫伤的用品
	6. 火灾发生时，优先保障婴幼儿安全撤离
预防婴幼儿溺水	1. 保持婴幼儿在工作人员的视线范围内，避免婴幼儿误入盥洗室、厨房、水池边等有水区域
	2. 婴幼儿在水中或水边时，工作人员应专心照护，始终与其保持近距离，中途不能离开
	3. 给婴幼儿洗浴时，浴缸、浴盆内水不宜过多
预防婴幼儿中毒	1. 玩具及生活用品应安全无毒，同时工作人员要关注婴幼儿的啃咬行为
	2. 要随时关注婴幼儿放入口中的物品
	3. 避免食用有毒食物引起婴幼儿中毒，例如有毒蘑菇、未彻底加热煮熟的扁豆等
	4. 遵医嘱和药物使用说明给婴幼儿用药，密切观察婴幼儿用药后表现

续表

伤害类型	照护要点
预防婴幼儿异物伤害	1. 婴幼儿入园时，检查婴幼儿是否随身携带可能引起异物伤害的食物或物品
	2. 及时收纳可能被婴幼儿放入口、鼻、耳等身体部位的小件物品
	3. 进食时间外，发现婴幼儿口内有东西时，发现婴幼儿鼻中、耳中有异物时，及时排查
	4. 及时制止婴幼儿把硬币、电池等小件物品放入口、鼻、耳等身体部位的行为
	5. 选择适龄玩具，不提供含有小磁铁、小块零件的玩具
	6. 不提供易导致异物伤害的食物，如含有鱼刺、小块骨头的食物
预防婴幼儿道路交通伤害	1. 携带婴幼儿出行时，应严格遵守道路交通法规
	2. 携带婴幼儿出行时，密切看管并限制婴幼儿随意活动
	3. 携带婴幼儿出行时，给婴幼儿穿戴有反光标识的衣物
	4. 婴幼儿乘坐童车出行时，规范使用童车安全带
	5. 携带婴幼儿乘机动车出行时，不让婴幼儿一人坐在汽车前排。根据婴幼儿生长发育程度选择适宜的安全座椅。禁止婴幼儿将身体探出车窗外。使用车窗锁和车门锁，防止婴幼儿自行打开车窗、车门

附录4　托育机构常见环境危险因素检查清单

说明：选择"是"越多，表明托育机构存在的环境安全隐患越多，应尽快整改。

序号	区域位置	可能的伤害类型	环境危险因素	评价
1	所有区域	跌倒/坠落	游乐设施附近地面没有使用能起到缓冲作用的材质（如塑胶、沙土、防护地垫等）	□是　□否 □不适用
2	所有区域	跌倒/坠落	游乐设施损毁、破损、不稳固	□是　□否 □不适用
3	所有区域	锐器伤、撞伤	墙角、窗台、暖气罩、窗口竖边、家具边角等阳角处尖锐，或未使用保护垫等防护措施	□是　□否 □不适用
4	所有区域	跌倒/坠落	采光照明不足	□是　□否 □不适用
5	所有区域	跌倒/坠落	地面湿滑、凹凸不平或有障碍物	□是　□否 □不适用
6	所有区域	跌倒/坠落	托育机构内的梯子摆放在婴幼儿可接触、可攀爬的地方	□是　□否 □不适用
7	所有区域	跌倒/坠落	桌椅等家具摆放不合理，婴幼儿可能自行攀爬至高处	□是　□否 □不适用
8	所有区域	跌倒/坠落	婴幼儿换衣台、儿童床、儿童车、儿童椅等没有护栏、护板、安全带等安全装置	□是　□否 □不适用
9	所有区域	跌倒/坠落	窗户没有安装护栏或窗户锁	□是　□否 □不适用
10	所有区域	跌倒/坠落、砸伤	低位抽屉可被幼儿拉开、攀爬	□是　□否 □不适用
11	所有区域	烧烫伤	环境中有婴幼儿易接触到的电源、插座、电线	□是　□否 □不适用
12	所有区域	烧烫伤	餐桌上使用桌布	□是　□否 □不适用

续表

序号	区域位置	可能的伤害类型	环境危险因素	评价
13	所有区域	烧烫伤、中毒	环境中有打火机、打火器、火柴、消毒剂、清洁剂等物品	□是　□否 □不适用
14	所有区域	烧烫伤	热水、热汤、热饭菜放在婴幼儿可接触到的区域	□是　□否 □不适用
15	所有区域	烧烫伤	使用没有儿童安全保护装置的热水瓶、热水器、热水桶	□是　□否 □不适用
16	所有区域	烧烫伤、中毒	机构内任何区域不符合消防安全相关法规要求	□是　□否 □不适用
17	所有区域	烧烫伤	婴幼儿与厨房、备餐区域、取暖设备、热水加热设备间没有有效的隔离	□是　□否 □不适用
18	所有区域	中毒	机构内有水仙、夹竹桃、曼陀罗、蓖麻、蜈蚣、蝎子、蛇、蜂等可引起中毒的动植物	□是　□否 □不适用
19	所有区域	中毒	没有设置专门的、婴幼儿不宜接触的保存药物、日用化学品、杀虫、灭鼠药物的区域	□是　□否 □不适用
20	所有区域	窒息、中毒	机构内或周边有未封闭隔离机井、菜窖、储粪池、人防通道等的密闭和半密闭空间	□是　□否 □不适用
21	所有区域	窒息	家具部件、家具之间、游乐设施、栏杆等存在可能卡住婴幼儿的间隙	□是　□否 □不适用
22	所有区域	窒息	冰柜、冰箱、密封性好的柜子、储藏室、汽车未安装锁防止婴幼儿进入	□是　□否 □不适用
23	所有区域	窒息、异物伤害	环境中有硬币、纽扣、玩具零件、笔帽、电池、药片等小件物品	□是　□否 □不适用
24	所有区域	窒息、异物伤害	环境中有婴幼儿可接触到的坚果、葡萄、果冻、糖果等小块食物	□是　□否 □不适用

续表

序号	区域位置	可能的伤害类型	环境危险因素	评价
25	所有区域	窒息	环境中有塑料袋等可被婴幼儿套在头上造成窒息的物品	□是　□否 □不适用
26	所有区域	窒息	环境中有婴幼儿可接触到的绳子、窗帘绳、电线、围巾、纱幔等可能绕颈的物品	□是　□否 □不适用
27	所有区域	动物伤	机构内饲养婴幼儿可以接触的动物	□是　□否 □不适用
28	所有区域	溺水	水缸、水桶等蓄水容器有存水，未加盖，婴幼儿可接触	□是　□否 □不适用
29	所有区域	溺水	池塘、沟渠、井、鱼缸、鱼池、盛水盆景装饰等未安装护栏、护网	□是　□否 □不适用
30	所有区域	溺水	澡盆、浴缸、水槽、洗衣机中有存水，婴幼儿可接触	□是　□否 □不适用
31	所有区域	锐器伤	环境中存在尖锐物品、家具尖角、易碎物品	□是　□否 □不适用
32	所有区域	锐器伤	环境中有刀具、五金工具、碎玻璃、钉子、针等易造成婴幼儿锐器伤的物品	□是　□否 □不适用
33	所有区域	钝器伤	环境中有锤子、木棒等易造成婴幼儿钝器伤的物品	□是　□否 □不适用
34	楼梯	跌倒／坠落	未在楼梯梯段两侧设置幼儿扶手	□是　□否 □不适用
35	楼梯	跌倒／坠落	楼梯口没有安装安全门、防护栏	□是　□否 □不适用
36	楼梯、台阶	跌倒／坠落	台阶、楼梯过高，坡度过大，不符合婴幼儿生长发育特征	□是　□否 □不适用
37	楼梯	跌倒／坠落	楼梯栏杆未使用不易攀爬的构造，栏杆杆件间净距离大于9厘米	□是　□否 □不适用
38	楼梯	跌倒／坠落	楼梯井净宽度大于0.11米的，没有采取防止幼儿攀滑措施	□是　□否 □不适用

序号	区域位置	可能的伤害类型	环境危险因素	评价
39	内、外廊，阳台，屋顶/平台，室外楼梯等	跌倒/坠落	外廊、室内回廊、内天井、阳台、上人屋面、平台、看台、室外楼梯等未设置防护栏	□是　□否 □不适用
40	防护栏	跌倒/坠落	栏杆杆件间净距离大于9厘米	□是　□否 □不适用
41	防护栏	跌倒/坠落	护栏使用横式、大网格、带花纹等幼儿可攀登后穿过的构造	□是　□否 □不适用
42	防护栏	跌倒/坠落	防护栏杆高度从可踏部位顶面算起，净高小于1.30米	□是　□否 □不适用
43	睡房	窒息、异物伤害	婴幼儿睡眠环境中有衣物、被褥、软枕、靠垫、毛绒玩具等可能盖住婴幼儿口鼻部的物品	□是　□否 □不适用
44	浴室	中毒	燃气热水器安装在通风较差的房间内，或在通风不良的房间使用煤炉或炭火取暖等	□是　□否 □不适用
45	室外环境	道路交通伤害	婴幼儿室外活动场所环境中有车辆行驶，或与行车区域没有隔离	□是　□否 □不适用
46	室外环境	道路交通伤害	机构内部未将婴幼儿和车辆行驶、停放区域隔离	□是　□否 □不适用
47	机构出入口	道路交通伤害	机构出入口直接面对非机动车道或机动车道，没有足够的人行道或安全区	□是　□否 □不适用
48	车辆内	道路交通伤害	车辆中儿童座位没有儿童安全座椅等安全约束装置	□是　□否 □不适用
49	车辆内	锐器伤、窒息	婴幼儿所乘车辆内放置了尖锐、易碎物品，在车辆发生碰撞或急刹车时可能伤害婴幼儿	□是　□否 □不适用
50	保健室	所有类型伤害	未配备基本的急救物资或急救物资种类、数量、质量存在问题	□是　□否 □不适用

参考资料

1. 中国疾病预防控制中心慢性非传染性疾病预防控制中心编著.《全国伤害医院监测数据集（2020）》[M]. 北京：人民卫生电子音像出版社，2022.

2. World report on child injury prevention: summary. Geneva, World Health Organization, 2008.

3. 陈荣华，赵正言，刘湘云. 儿童保健学（第 5 版）[M]. 南京：江苏凤凰科学技术出版社，2017.

4. 段蕾蕾，王临虹. 伤害与暴力预防控制理论与方法 [M]. 北京：人民卫生出版社，2020 年.

5. 王声湧. 伤害流行病学 [M]. 北京：人民卫生出版社，2002.

6. Facts about injuries: Burns. Geneva, World Health Organization, 2018 (https://www.who.int/en/news-room/fact-sheets/detail/burns accessed March 30th, 2020)

7. 田中哲郎. 幼儿园危险预测能力指导手册 [M]. 上海：华东师范大学出版社，2017.

8. 申传安，张修丽. 烧伤预防 [M]. 北京：人民军医出版社，2015.

9. 崔民彦. 宝宝安全最重要——儿童伤害预防家长自助一

本通 [M]. 南京：江苏凤凰文艺出版社，2014.

10. 贺联辉，段蕾蕾. 儿童伤害预防与控制工作指南 [M]. 北京：三辰影库音像出版社，2016.

11. 梁晓峰. 中国儿童伤害报告 [M]. 北京：人民卫生出版社，2017.

12. Tim Nutbeam，Matthew Boylan 主编；汪方，王秋根主译. 院前急救医学 [M]. 上海：上海科学技术出版社，2016.

13. John E. Campbell，Roy L. Alson 原著；国际创伤生命支持中国分部（120）主译. 国际创伤生命支持教程 [M]. 北京：科学出版社，2018.

14. 美国消费品安全委员会文件 https://www.cpsc.gov/s3fs-public/282.pdf。

15. Duan L l, Ye P p, Haagsma J A, et al. The burden of injury in China, 1990-2017: findings from the Global Burden of Disease Study 2017[J]. The Lancet Public Health, 2019, 4(9): e449-e461.

16. Committee A, Ikenberry S O, Jue T L, et al. Management of Ingested Foreign Bodies and Food Impactions[J]. Gastrointestinal Endoscopy, 2011, 73(6): 1085-1091.

17. 孙莹，王丽杰. PICU 收治的 181 例儿童急性中毒的警示 [J]. 中国小儿急救医学，2014，21(2)：106-108.

18. M Ouédraogo, M Ouédraogo, S Yéré, et al. Acute intoxications in two university hospitals in Burkina Faso[J]. African Health Sciences, 2012, 12(4): 483-6.

19. 祝香华，师光永. 小儿急性中毒 120 例临床分析 [J]. 临床和实验医学杂志，2008，7(3)：133.

20. 李虹. 小儿急性中毒 50 例临床分析 [J]. 中国临床实用

医学，2010，4(7)：173-174.

21. 刘勤. 儿童生理特点与药物不良反应 [J]. 中国现代药物应用，2011，1(5)：121-122.

22. 陈昱. 儿童急性中毒的病因分析和急救治疗 [J]. 中国实用医药，2013，4(8)：141-142.

23. 王荣花，陈宁，房夏玲，等. 176 例儿童口服中毒的急救处理及健康教育 [J]. 中国妇幼健康研究，2017，28(11)：1443-1446.

24. Lovegrove M C, Hon S, Geller R J, et al. Efficacy of Flow Restrictors in Limiting Access of Liquid Medications by Young Children[J]. J Pediatr, 2013, 163(4): 1134-1139.e1.

25. American Academy of Pediatrics. Poison Prevention & Treatment Tips for Parents[EB/OL]. https://www.healthychildren.org/English/safety-prevention/all-around/Pages/Poison-Prevention.aspx（Accessed on June 8, 2022）.

26. 中国疾病预防控制中心慢性非传染性疾病预防控制中心和全球儿童安全组织（中国）.《爱，从安全做起——儿童伤害预防指导——儿童乘车安全》[M]. 北京：人民卫生出版社，2014.

27. 中国疾病预防控制中心慢性非传染性疾病预防控制中心和全球儿童安全组织（中国）.《爱，从安全做起——儿童伤害预防指导——儿童溺水预防》[M]. 北京：人民卫生出版社，2019.

28. 中国残疾人联合会. 远离伤害致残 [M]. 北京：华夏出版社，2017.

29. 中国疾病预防控制中心. 预防儿童溺水技术指南 [M].

北京：三辰影库音像出版社，2016.

30.中国疾病预防控制中心．预防儿童道路交通伤害技术指南 [M]．北京：三辰影库音像出版社，2016.

31.中国疾病预防控制中心．预防儿童非故意中毒技术指南 [M]．北京：三辰影库音像出版社，2016.

32.中国红十字会总会．救护概论与教学法 [M]．北京：人民卫生出版社，2015.

33.中国红十字会总会，中国红十字总会训练中心．心搏骤停救生技术 [M]．北京：人民卫生出版社，2015.

34.陈志，秦俭，张文中．淹溺急救专家共识 [J]．中华急诊医学杂志，2016（12）：1230-1236.

致　谢

　　本《指导》在编写过程中得到了多方的指导、支持和帮助。感谢国家卫生健康委流动人口服务中心婴幼儿照护服务处处长刘金伟、中国疾病预防控制中心妇幼保健中心研究员王惠珊、首都儿科研究所主任医师王琳、北京妇幼保健院原主任医师陈欣欣、首都儿科研究所助理研究员刘爱华、江苏省疾病预防控制中心主任医师林萍、浙江省疾病预防控制中心副主任医师赵鸣、上海市疾病预防控制中心副主任医师喻彦等专家在本《指导》修改过程中提出的专业建议。感谢中国疾病预防控制中心慢性非传染性疾病预防控制中心研究生张聪颖在本《指导》文字修改和校对过程中付出的辛勤劳动。